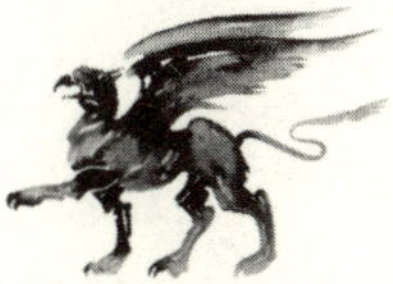

Jacques Le Goff · Nicolas Truong

Die Geschichte des Körpers im Mittelalter

aus dem Französischen
von Renate Warttmann

Klett-Cotta

Klett-Cotta
www.klett-cotta.de
Die Originalausgabe erschien unter dem Titel »Jacques Le Goff, Nicolas Truong, Une histoire du corps au Moyen Âge«
im Verlag Liana Levi

Printed in Germany
Schutzumschlag: Klett-Cotta-Design
Unter Verwendung eines Fotos von akg images / Erich Lessing
Gesetzt aus der 11,75 Punkt Centaur von Kösel, Krugzell
Auf säure- und holzfreiem Werkdruckpapier gedruckt und gebunden von Clausen & Bosse, Leck
ISBN 978-3-608-94080-0

Bibliographische Information Der Deutschen Nationalbibliothek
Die Deutsche Nationalbibliothek verzeichnet diese Publikation in der Deutschen Nationalbibliographie; detaillierte bibliographische Daten sind im Internet über http://dnb.d-nb.de abrufbar.

Inhalt

Vorwort

Die Abenteuer des menschlichen Körpers

> Eine Geschichtsschreibung, die diesen Namen eher verdient als die zaghaften Versuche, auf die uns heute unsere Mittel beschränken, hätte ihren Platz bei den Abenteuern des menschlichen Körpers.
>
> *Marc Bloch, Die Feudalgesellschaft (1939)*

Warum müssen wir uns mit dem Körper des Menschen im Mittelalter beschäftigen? Weil er zu den größten Forschungslücken in der Geschichtsschreibung gehört; die Historiker haben ihn einfach vergessen. Die traditionelle Geschichtsschreibung war tatsächlich körperlos; sie befaßte sich mit Männern, gelegentlich auch mit Frauen, aber fast immer wurde der Körper übersehen, als ob sein Leben jenseits von Zeit und Raum angesiedelt sei, eingefroren in der unterstellten typischen Starre. Meist ging es darum, die Mächtigen zu beschreiben: Könige und Heilige, Krieger und Grundherren, auch andere bedeutende Gestalten aus untergegangenen Welten; sie mußte man wieder auffinden, rühmen, auch zu Mythos erheben, je nach Anlaß und den Erfordernissen des Augenblicks. Wenn man diese Wesen wieder in ihre herausragende Rolle zurückbefördert hatte, dann waren sie gänzlich ohne Fleisch und Blut; ihre Körper waren nur Symbole, Darstellungen und Figuren, ihre Taten nur Thronfolge, Messen lesen, Schlachten, Abenteuer. Aufgezählt, beschriftet und hingestellt wie Steinsäulen, sollten sie den Takt der Weltgeschichte angeben. Aber für den gewaltigen Gezeitenstrom der einfachen Menschen, die ihren Ruhm, auch ihren Sturz begleitend mitverfolgten, genügte die einfache Benennung als Volk, um ihre Geschichte, ihre Wut, ihren Alltag, ihre Irrtümer und Sorgen zu beschreiben.

Michelet war die Ausnahme; er löste Entrüstung aus, als er der Fistel Ludwigs XIV. eine wichtige historische Rolle zuschrieb. Auguste Brachet, Mediziner, Positivist und Schüler Littrés, legte eine bemerkenswerte Studie auf der Grundlage der Vererbungslehre vor: *Pathologie mentale des rois de France* (1903); sie hatte keinerlei Einfluß auf die Historiographie. Nur der Marxismus am äußeren Rand der Geschichtsschreibung und eher als Ideologie und Philosophie geltend, hatte sich vorgenommen, insbesondere mit dem Begriff Klassenkampf die traditionelle Konzeption der Historiographie umzustürzen.

Die neuere historische Schule, nach ihrer Zeitschrift *Annales* benannt, wollte eine Geschichte der Menschen, eine umfassende, globale Geschichtsschreibung ins Leben rufen; sie widmete sich der »longue durée« (den langsamen Rhythmen der einfachen Leute und der Natur), den Gefühlen, dem Alltag und dem Spirituellen. Auch wenn Geschichte häufig aus der Sicht der Sieger geschrieben wurde, wie Walter Benjamin meinte, so war sie doch, wie Marc Bloch anmahnt, für lange Zeit ihres Körpers beraubt, ohne Fleisch und Blut, ohne Eingeweide, ohne Freuden und Trübsal. Man mußte der Historie den Körper zurückgeben – und dem Körper seine Geschichte.

Denn der Körper hat tatsächlich eine Geschichte. Die Vorstellungen vom Körper, sein Rang in der Gesellschaft, seine Gegenwart in der Phantasie und in der Realität, im Alltag und in Ausnahmesituationen haben sich in allen historischen Gesellschaften immer wieder neu gestaltet. Besonders augenfällig war der Wandel von der griechisch-römischen Antike mit ihrer Gymnastik und ihren sportlichen Wettkämpfen hin zur mönchischen Askese und zum ritterlichen Geist im christlichen Mittelalter. Überall wo ein Wandel in der Zeit vor sich geht, da ist Geschichte. Die Geschichte des Körpers im Mittelalter ist ein entscheidender Teil der Gesamtgeschichte des Mittelalters.

Die Dynamik der mittelalterlichen Gesellschaft und ihrer Kultur speist sich aus Spannung, Gegensatz und Widerstreit: zwischen Gott und dem Menschen, zwischen Mann und Frau, zwischen Stadt und Land, Hoch und Niedrig, Reichtum und Armut, zwischen Verstand und Glaube, zwischen Gewalt und Frieden.

Die schmerzhaftesten Spannungen aber herrschten zwischen Körper und Seele, ja noch mehr im Innern des Körpers selbst.

Auf der einen Seite wurde der Körper verachtet, verurteilt und erniedrigt. Das Seelenheil erlangte der Mensch durch körperliche Züchtigung. An der Schwelle zum Mittelalter bezeichnete Papst Gregor der Große den Körper als »abscheuliches Gewand der Seele«. Das Idealbild des Menschen in der Gesellschaft des Mittelalters, der Mönch, tötete seinen Körper ab. Ein rauhes Büßerhemd auf der nackten Haut galt als Zeichen tiefster Frömmigkeit. Enthaltsamkeit und Nüchternheit gehörten zu den stärksten Tugenden, Völlerei und Unzucht zu den schlimmsten Todsünden. Die Erbsünde,

Quelle des menschlichen Elends, wird in der Schöpfungsgeschichte als eine Sünde des Hochmuts und Ungehorsams gegenüber Gott beschrieben; im Mittelalter verwandelte sie sich in eine geschlechtliche Sünde. Der Körper war der große Verderber und Verlierer in dieser abgeänderten Version des Sündenfalls von Adam und Eva. Der erste Mann und die erste Frau wurden verurteilt zu Arbeit und Schmerzen: harte körperliche Arbeit und Gebären der Kinder unter körperlichen Schmerzen; außerdem mußten sie die Nacktheit ihres Körpers verhüllen. Aus diesen körperlichen Strafen für die Ursünde hat man im Mittelalter extreme Schlüsse gezogen.

Im 13. Jahrhundert allerdings betonten die meisten Theologen, daß der Körper im irdischen Leben sehr wertvoll sei. Der heilige Bonaventura unterstrich, wie vortrefflich die aufrechte Haltung des Menschen sei; da die Bewegung von unten nach oben den Vorrang habe, entspreche sie genau der Hinwendung der Seele zu Gott. Gleichzeitig beharrte er darauf, wie wichtig die Geschlechtlichkeit sei, weil sie zur Vollkommenheit der menschlichen Natur beitrage, die auch nach der Auferstehung im Paradies erhalten bleibe, dies nicht wegen der Fortpflanzung, die ja dann keinen Sinn mehr habe, sondern um der Vollkommenheit und Schönheit der Auserwählten willen. Darüber hinaus meinte Thomas von Aquin sogar, das körperliche Vergnügen sei ein unentbehrliches Gut des Menschen, das aber vom Verstand gelenkt werden müsse zugunsten der höheren Freuden des Geistes; die sinnlichen Leidenschaften trügen dazu bei, die spirituelle Kraft zu beflügeln.[1]

So wurde andererseits der Körper im mittelalterlichen Christentum auch glorifiziert. Das wichtigste historische Ereignis – die Inkarnation Christi – war die Erlösung der

Menschheit durch den rettenden Wink Gottes und seines Sohnes, der in den Körper eines Menschen einging. Und Jesus Christus, fleischgewordener Sohn Gottes, hatte den Tod besiegt; seine Auferstehung begründete das christliche Dogma von der Auferstehung der Toten, also auch der Körper. Dieser Glaubenssatz ist in allen übrigen Religionen der Welt unbekannt.

Im Jenseits werden Männer und Frauen einen Körper wiederfinden, um entweder in der Hölle viele Qualen zu erleiden oder um dank einem wunderbaren Körper im Paradies erlaubte Freuden zu genießen, und alle fünf Sinne kommen zu ihrem Recht: die Augen durch die Fülle der Anschauung Gottes und des Himmelslichts, die Nase durch den Blumenduft, die Ohren durch die Musik der Engelschöre, der Geschmackssinn durch die angenehme Würze der himmlischen Speisen und der Tastsinn durch die Berührung mit der ätherischen Himmelsluft.

In diesem »glanzvollen 13. Jahrhundert«, als die gotische Baukunst zu ihrer Blüte kam, verkörperten zwei symbolhafte Persönlichkeiten das wahnhafte Verhalten der Christen in bezug auf ihren Körper. Die eine war Ludwig IX. der Heilige, König von Frankreich, der seinen Körper kasteite bis zur völligen Unterwerfung, um das Seelenheil zu erlangen. Die andere war der berühmte Heilige Franz von Assisi, Ludwigs Vorbild; er hat in geradezu idealer Weise mit seinem Körper den ganzen Widerspruch ausgelebt, der sich durch das abendländische Mittelalter zieht. Als Asket hat er seinen Körper mit seinen Kasteiungen gebändigt, aber als »Gaukler Gottes« predigte die Freude und das Lachen; er verehrte den »Bruder Körper«, und er wurde an seinem Körper belohnt und ausgezeichnet, indem er die Wundmale des Gekreuzigten empfing als Zeichen der Einswerdung mit Christus, der körperliche Qualen erlitt.

Der Körper des Christen im Mittelalter war überall von diesem Widerspruch durchdrungen, von diesem Hin- und Herpendeln zwischen Unterdrückung und Überhöhung, Demütigung und Verehrung. Der Leichnam zum Beispiel war gleichzeitig abstoßende, verwesende Materie, ein Bild des Todes, der aus der Erbsünde stammt, und dann wieder Gegenstand der Verehrung: Auf den Friedhöfen, die von den Außenbezirken ins Innere der Städte oder rund um die Dorfkirchen zurückverlegt wurden, hat man alle Toten während der Bestattungsliturgie mit Weihrauch eingesegnet. Vor allem verehrte man die wundertätigen Heiligen an ihren Grabstätten oder durch die Reliquien, die von ihren Körpern stammten. Die Sakramente heiligten den Körper, von der Taufe bis zur letzten Ölung. Bei der Eucharistie, dem Höhepunkt der christlichen Kulthandlungen, wurden Fleisch und Blut Christi gespendet; die Kommunion war ein gemeinsames Mahl. Was den Aufenthalt im Paradies betraf, dachten die Theologen über einen Widerspruch, eine bestimmte Frage nach: Werden die Körper der Auserwählten die ursprüngliche, unschuldige Nacktheit wiederfinden, oder werden sie durch ihr Erdenleben in der Geschichte das Schamgefühl behalten haben, das ihnen eingibt, ein Gewand anzuziehen, zweifellos ein weißes, das aber einen Rest von Schamgefühl verbirgt?

Im irdischen Leben war der Körper im mittelalterlichen Christentum eine allumfassende Metapher; er beschrieb die Gesellschaft und die Institutionen; er war Symbol des Zusammenhalts oder des Konflikts, der Ordnung oder der Unordnung, aber vor allem des organischen Lebens und der Harmonie. Gleichzeitig hat er der völligen Unterdrückung widerstanden. Die antiken Stadien und Thermen, die Theater und die Pferderennbahnen verschwanden zwar im Mittelalter, aber auf den öffentlichen Plätzen, in den Träumen vom Schlaraffenland, bei heiter-lärmenden Umzügen und im Karneval haben sich der menschliche und der soziale Körper getummelt und ausgelebt – im Schatten der ewigen Fastenzeit des Klerus und der gelegentlichen für die Laien.

Bevor ich auf diesen Punkt zurückkomme und diese Feststellungen weiter vertiefe, werde ich die allgemeinen Linien nachzeichnen, wie es dazu kam, daß die Historiker den Körper des Menschen einfach übersahen. Ich werde noch einmal den Gegenstand präziser fassen, der so einmütig von der Zunft vergessen wurde, und die körperlichen Mühen, die es kostete, sich auf das Terrain des Körpers im Mittelalter* vorzuwagen – in Gesellschaft der Kolleginnen und Kollegen, die schon versucht haben, diesem Mißstand abzuhelfen.

---

* Das Mittelalter, von dem hier die Rede ist, erstreckt sich nach bisheriger Auffassung vom 5. bis zum 15. Jahrhundert. Gleichzeitig hat aber Jacques Le Goff vorgeschlagen, ein »langes« Mittelalter zu postulieren, das im wesentlichen bis zum Ende des 18. Jahrhunderts dauern soll – also bis zur Französischen und zur Industriellen Revolution. Es würde die Renaissance im 15. und 16. Jahrhundert einschließen, die er als eine mittelalterliche Renaissance bezeichnet.

Einleitung

Geschichte einer Forschungslücke

Der Körper des Menschen wurde von der Geschichtsschreibung und den Historikern vergessen. Mit einem solchen Pauschalurteil übersieht man allerdings, wie viele und unterschiedliche Abhandlungen und kursorische Erwähnungen zum Thema vorliegen und die ganze Fülle der historischen Untersuchungen. Festgeschriebene Regeln lassen ja keine Ausnahmen gelten: Neue Ansätze zeichnen sich ab seit den Arbeiten von Norbert Elias über den Zivilisationsprozeß, die Forschungen von Marc Bloch und Lucien Febvre über die Mentalitäten im Mittelalter oder die Werke von Michel Foucault über den Wahnsinn im klassischen Jahrhundert, über die Geburt des Gefängnisses und der Klinik, auch seine späteren Veröffentlichungen zur antiken »Sorge um sich«. Aber bis dahin wurde die Geschichte des Körpers vergessen – mit der bemerkenswerten Ausnahme Jules Michelets im 19. Jahrhundert, der sich wünschte, »die Jahrhunderte in Erinnerung zu rufen, neu zu gestalten, wieder zum Leben zu erwecken« durch die »vollständige Wiederauferstehung der Vergangenheit«, indem er in bezug auf sich selbst so etwas empfand.

Immerhin gab es einige nützliche Wiederentdeckungen wie die Geschichte der Sexualität in den sechziger und siebziger Jahren des 20. Jahrhunderts; allerdings war sie völlig beherrscht – bis zur Obsession – von der sozialen Frage, in der die Sorgen und Probleme der eigenen Gegenwart ihren Ausdruck fanden. Sie dürften die Geschichte des Körpers eher verschleiert als erhellt haben. Die Art, sich zu kleiden, zu sterben, sich zu ernähren, zu arbeiten, mit seinem Körper umzugehen, zu wünschen, zu träumen, zu lachen und zu weinen, war nicht in den Rang eines Forschungsgegenstandes aufgerückt, der einer historischen Betrachtung würdig gewesen wäre.

In der Historikerzunft herrschte lange Zeit die Meinung vor, der Körper des Menschen gehöre zur Natur und nicht zur Kultur. Und doch hat der Körper eine Geschichte, er ist Teil von ihr, ja, er gestaltet sie sogar, genauso wie die ökonomischen und gesellschaftlichen Strukturen es tun oder die geistigen Repräsentationen, deren Produkt und Vermittler er zugleich ist.

Bei Jules Michelet, der bemerkenswerten Ausnahme, lohnt es sich, einzuhalten und genauer hinzuschauen.[1] Als Michelet das einzigartige Riesenunternehmen erläuterte, das ihn zur Veröffentlichung von *Le peuple* (1837) führte – »das Leben des Volkes, seine Arbeiten und seine Leiden« darzustellen –, bekannte er, daß die verstreuten Einzelheiten, die er aufsammelte, um sein Unternehmen zustande zu bringen, »weder Stein noch Kiesel, sondern die Gebeine meiner Vorväter« gewesen seien. Es war ein Beispiel für eine geschichtswissenschaftliche Methode »aus Fleisch und Blut«, die sich zum Ziel setzte, die Körper der Menschen aus der Vergangenheit zurückzuholen, zu neuem Leben zu erwecken, aber es war auch intuitives Wissen, wie bedeutsam der Körper in jeder einzelnen Epoche war. In seinem Werk *Die Hexe* (1862) stellt er fest, daß »die große Revolution, die von den Hexen ausgelöst wurde, der gewaltige Rückschritt gegen den Geist des Mittelalters, darin bestand, was man die Rehabilitierung des Bauches und der Verdauungsvorgänge nennen könnte«. Auch hat er bemerkt, daß es im Mittelalter »edle« Körperteile gab und andere, die offenbar als »unedel« galten.

Während sich die Scholastik in Sterilität und asketische Moral einmauerte, hat die Hexe, wie Michelet zeigt, »die warme, fruchtbare Realität«, die Natur, die Medizin und den Körper des Menschen wiederentdeckt. In der Figur der Hexe erkannte Michelet eine ganz andere Seite des Mittelalters. Es war nicht das Mittelalter, das »unter dem Namen Satans die Freiheit austilgte«, sondern eines, in dem sich der Körper entfaltete, in all seinen Lebensäußerungen ebenso wie in seinen Leiden, seinem Lebenstrieb ebenso wie in seinen Seuchen. »Vom Satan zu sprechen war vielleicht eine bestimmte Art, ein Übel zu bezeichnen, das ›woanders‹ als im Bewußtsein oder in der Gesellschaft angesiedelt war und zuallererst im Körper«, bemerkt die Ethnographin Jeanne Favret-Saada.[2] Michelet ahnte das voraus – viel deutlicher als seine Nachfolger: Historiker, Ethnographen, Volkskundler –, als er betonte, daß sich die drei Tätigkeitsbereiche der Hexe auf den Körper bezogen: heilen, Liebeszauber, Totenbeschwörung.

Roland Barthes hat in seinem scharfsinnigen Essay *Michelet* (1954) die Doppelnatur dieses »Vertilgers« von Geschichte mehrfach hervorgehoben. Michelet hatte einen sehr genauen Blick für die Manifestationen des menschlichen Körpers überall in der Geschichte – ganz speziell für das Blut –, aber er war auch geplagt von einem »geschichtskranken« Körper. Als »Vertilger« von Geschichte »weidete er sie ab«, das heißt, er durchwanderte sie, und er verleibte sie sich gleichzeitig ein. »Die Körperbewegung, die dieser doppelten Tätigkeit am genauesten entspricht, ist das Gehen«, meint Barthes. – Michelet war »geschichtskrank«: »Sein gesamter Körper wurde zum Produkt seiner eigenen Schöpfung; es stellte sich eine Art von seltsamer Symbiose zwischen dem Historiker und seiner Geschichte ein: Übelkeit, Schwindel, Beklemmungen waren nicht nur jahreszeitlich und klimatisch bedingt; sie waren tatsächlich das Grauen vor der dargestellten Geschichte, das solche Symptome auslöste: Michelet hatte ›historische‹ Migräneanfälle. Man darf das nicht nur als Metapher interpretieren; bei der Darstellung zum September 1792, dem Beginn des Nationalkonvents, der Terreur, stellten sich sofort echte Krankheiten ein, auch Zahnschmerzen. [...] Geschichtskrank, das bedeutete nicht nur, die Geschichte wie eine Speise, wie einen geweihten Fisch zuzubereiten, sondern sie auch wie einen Besitz zu behandeln; Michelets historische Migräneanfälle hatten nur den Zweck, ihn als Vertilger, als Priester und als Eigentümer der Geschichte auszuweisen.«

In jedem Fall aber räumte die Geschichtsschreibung erst nach ihrem Einzug in die Sozialwissenschaften den »Abenteuern« des menschlichen Körpers einen festen Platz ein, so wie es Marc Bloch empfohlen hatte. An der Schnittstelle von Soziologie und Anthropologie war Marcel Mauss (1872–1950) der erste, der sich mit den »Körpertechniken« befaßte. Im Jahr 1934 erklärte der Verfasser des Essays *Die Gabe* (1924) in einem Vortrag vor der Société de psychologie, unter Körpertechniken verstehe er die Arten, »wie die Menschen in den unterschiedlichen Gesellschaften von jeher ihren Körper einzusetzen gelernt haben«.[3] Teils aufgrund wissenschaftlicher Überlegungen, aber auch durch empirische und persönliche

Beobachtungen – wie die Menschen schwimmen, laufen oder graben – gelangte Marcel Mauss zu dem Schluß, die »Körpertechniken« seien der ideale Zugang zur Analyse des »gesamten Menschen« *(l'homme totale)* in der Geschichte und beim Studium der einzelnen Gesellschaften.

»Eine Art Aha-Erlebnis hatte ich im Krankenhaus«, berichtet er. »Das war in New York. Ich überlegte, ob ich je zuvor junge Frauen auf diese Art gehen sah wie meine Krankenpflegerinnen. Ich hatte ja Zeit, darüber nachzudenken. Schließlich kam ich darauf: im Kinofilm. Bei meiner Rückkehr nach Frankreich stellte ich fest, vor allem in Paris, wie häufig diese Art zu gehen war. Hier waren es junge Französinnen, aber sie schritten genauso dahin. Dank dem Kinofilm waren die amerikanischen Moden, sich zu Fuß fortzubewegen, allmählich auch zu uns vorgedrungen. Diesen Gedanken konnte ich ausweiten: Die Haltung der Arme, der Hände beim Gehen schuf eine gesellschaftliche Eigenart und war nicht nur das Resultat irgendwelcher ganz individueller, beinahe vollständig psychischer Dispositionen und Mechanismen.« Marcel Mauss versteht hier unter »Technik« eine »traditionelle, effiziente Handlungsform« und den Körper als »das erste und natürlichste Handwerkszeug des Menschen«. Er nimmt den Begriff *habitus* wieder auf, der in der Scholastik anzutreffen ist – laut Thomas von Aquin die »übliche Haltung« – und den er zu Recht auf den »Psychologen« Aristoteles zurückführt. Als Soziologe zeigt er, daß diese Techniken, die den Körper lenken, »variieren, vor allem je nach der einzelnen Gesellschaft, der Bildung, den Konventionen und Moden, auch dem Ansehen«.

Was Marcel Mauss für die Soziologie und die Anthropologie erkannte und verallgemeinerte, gilt gleichermaßen für die Geschichtsschreibung und richtet sich an den Historiker. Geburt und Geburtshilfe, Zeugung, Essen, Waschen, Einseifen… Marcel Mauss zählt alle »Körpertechniken« des Menschen auf und beweist damit, daß der Körper Geschichte ist und eine Geschichte hat.

»Die Vorstellung, sich zum Schlafen hinzulegen, sei etwas Natürliches, ist vollkommen ungenau«, meint er im Zusammenhang mit den »Schlaftechniken«, und er erinnert an die Gewohnheit der Massai, aufrecht stehend zu schlafen, auch an seine eigenen Erfahrungen mit dem rudimentären Schlaf auf den Schlachtfeldern des Ersten Weltkriegs. »Die Art, sich niederzulassen, ist grundlegend«, bemerkt er zu den »Techniken des Ausruhens«. Er unterscheidet dann aber zwischen »dem Teil der Menschheit, der sich niederkauert«, und dem anderen, »der sich hinsetzt«. Er beklagt, daß gerade wir Menschen des Abendlandes »uns nicht mehr hinkauern können«, für ihn ein Zeichen der Absurdität und der Minderwertigkeit »unserer Rassen, Kulturen und Gesellschaften« im Vergleich zur übrigen Menschheit, die nach wie vor diese praktische und strategisch kluge Position einnimmt. »Schließlich«, erklärt er seinen Zuhörern, »muß man wissen, daß der Tanz mit Umklammern des Partners eine Erfindung der modernen Zivilisation ist, was beweist, daß die wahrhaft natürlichen Dinge für uns der Geschichte angehören.«

Claude Lévi-Strauss hat in *Introduction à l'œuvre de Marcel Mauss* hervorgehoben, daß alles, was unter »Menschenwissenschaften« zu verstehen ist, dem Neffen Émile Durkheims verdankt wird, insbesondere aber seine Arbeit über die »Körpertechniken«. Darin hat er untersucht, »wie jede Gesellschaft dem Individuum einen streng eingegrenzten Gebrauch seines Körpers aufzwingt«.[4] Deshalb, so Lévi-

Strauss weiter, »hat auch noch niemand die Herkulesarbeit auf sich genommen, die Mauss für so dringend erforderlich hält, sämtliche Arten von Gebrauch des Körpers aufzusammeln und zu beschreiben, den die Menschen in der Geschichte und überall in der Welt gemacht haben und noch machen.« Wir sammeln die Produkte des Gewerbefleißes, wir horten geschriebene und gesprochene Texte, aber die zahlreichen unterschiedlichen Möglichkeiten, für die man dieses Werkzeug einsetzen kann – der Körper des Menschen –, übersehen wir nach wie vor, mit Ausnahme einiger, stets partieller und begrenzter Fähigkeiten, die in die Erfordernisse unserer jeweiligen Kulturen einbezogen wurden.« Hier wird die nie zu schließende Forschungslücke »Körper« nur allzu deutlich. Die Geschichte des Körpers wurde stets verdrängt, eingeengt und kontrolliert, aber so selten ernsthaft und umfassend betrieben.

Und doch erschien einige Jahre nach den grundlegenden Bemerkungen von Marcel Mauss einer der bedeutendsten Beiträge zur Geschichte des Körpers: das zweibändige Werk *Über den Prozeß der Zivilisation*[5] des Soziologen Norbert Elias (1897–1990). Er mußte vor dem NS-Regime nach England fliehen, und sein Werk wurde erst viel später allgemein bekannt.[6] In diesem Forschungsunternehmen der historischen Soziologie versucht er, den »Prozeß der Zivilisation« zu verstehen, der – vereinfacht ausgedrückt – auf der Selbstkontrolle der Gewaltausübung und der Verlagerung der Gefühlsregungen nach innen beruht. Norbert Elias hat zu diesem Zweck Sitten und »Körpertechniken« vor allem im Mittelalter und in der Renaissance untersucht.

Nach Studien der Medizin, Philosophie und vor allem der Soziologie bei Alfred Weber zur Zeit der Weimarer

Republik und auf dem Höhepunkt der psychoanalytischen Revolution erhob Norbert Elias die Aufgaben und Funktionen des Körpers in den Rang eines historischen und soziologischen Forschungsgegenstandes, ganz gleich, um welche es sich handelte. Der erste Band, *Wandlungen des Verhaltens in den weltlichen Oberschichten des Abendlandes*, wurde zwischen 1936 und 1937 fertiggestellt und 1939 publiziert, als der Verfasser schon aus Deutschland geflohen war. Darin nimmt er ernst, was zahlreichen Forschern ganz unwesentlich erschienen war: die Tischmanieren; Formen, Duldung und Verbote, sich zu schneuzen, auszuspucken, sich zu übergeben, zu defäzieren, zu urinieren, zu kopulieren oder sich zu waschen. Anhand der Lehrbücher für gutes Benehmen, die ihren Höhe- und Glanzpunkt mit Erasmus von Rotterdam im 16. Jahrhundert erlebten, zeigt Norbert Elias seinerseits, daß die vermeintlich natürlichen Funktionen des Körpers kulturell, also historisch und gesellschaftlich bedingt sind.

»Körperhaltung, Gesten, Kleidung, Mienenspiel, das ganze äußere Erscheinungsbild, das der Traktat im einzelnen aufführt, ist der Ausdruck des Menschen in seiner Gesamtheit.« Norbert Elias hatte es begriffen: Abgesehen von der traditionellen Zuordnung des Körpers zur Natur gab es Widerstand oder sogar Widerwillen, solche Phänomene zu untersuchen, die als unwürdig oder unedel innerhalb einer bestimmten Kultur galten, und das war einer der Gründe, warum die Geschichte des Körpers so lange auf sich warten ließ.

»Unser Bewußtsein ist nicht immer imstande, eine solche Rückkehr zur ersten Phase unserer Geschichte zu vollziehen«, heißt es bei Norbert Elias. »Wir haben nicht mehr die Einstellung naiver Offenheit, mit der Erasmus alle Bereiche menschlichen Verhaltens ausbreiten konnte. Für unseren

Geschmack überschreitet er oft die Grenze des Erträglichen. Aber er gehört eben deshalb zu den Problemen, die den Gegenstand meiner Untersuchung bilden.«

So vollzog sich eine Verinnerlichung der gesellschaftlichen Zwänge und Normen: Scham, Peinlichkeit und Blamage haben eine Geschichte. Der »Zivilisationsprozeß« des Abendlandes, der darauf abzielte, alle Gesten, die den Menschen dem Tier ähnlich machten, zu unterdrücken, zu verinnerlichen und zu verheimlichen, durchlief einen Körper, der zugleich Akteur und Gegenstand dieses Prozesses war. Die Erfindung des Spucknapfs, des Taschentuchs oder der Gabel zum Beispiel bezeugt die gesellschaftliche Kodifizierung der »Körpertechniken«. Nach und nach wurden diese unter Kontrolle gebracht, verschleiert und zivilisiert: »Diese Empfindungen wurden tief in den Körper eingesenkt und für natürlich gehalten. Sie bewirkten die Formalisierung von Verhaltensregeln, die einen Konsens über die Gesten herstellten, die man ausführen durfte oder nicht – und diese Gesten trugen wiederum dazu bei, im Gegenzug den Geschmack zu bilden.«[7]

Bis zu den wegweisenden Ansätzen der »Soziogenese« und der »Psychogenese«, die Norbert Elias formulierte – »die Geschichte einer Gesellschaft spiegelt sich in der inneren Geschichte jedes Individuums«, stellte er fest –, hat nur Johan Huizinga im 20. Jahrhundert in *Herbst des Mittelalters* (1919) die Geschichtsschreibung an einen speziellen Blick auf den Körper herangeführt. Wie der Titel des ebenso gelehrten wie poetischen Werks bezeugt, ist es dem »herben Duft des Lebens« gewidmet. Der niederländische Historiker fordert den Leser auf, an »diese Empfindsamkeit, den Gefühlsüberschwang, diese Tränenseligkeit, diese Rückkehr des Spirituellen« zu denken, wenn er »den ungeschliffenen Geschmack und den gewalttätigen Anstrich des Lebens in dieser Zeit erfassen will«.[8]

Aber erst mit Lucien Febvre (1878–1956) und vor allem Marc Bloch (1886–1944), also mit den Arbeiten der »Annales-Schule«, erfreute sich die historische Intuition ungeteilter Aufmerksamkeit, und sie verwandelte sich endgültig in ein Forschungsprogramm. Marc Bloch wollte in *Apologie der Geschichtsschreibung oder der Beruf des Historikers*[9], einem unvollendeten Text, den Lucien Febvre 1949 veröffentlichte, den Menschen nicht von seinen »Innereien« trennen. Der Mitbegründer der Zeitschrift *Annales*[10] (1929) meinte sogar, daß »gerade der gute Historiker dem Menschenfresser aus dem Märchen ähnelt. Wo er Menschenfleisch wittert, weiß er, daß dort sein Opfer ist«. Denn »hinter den sichtbaren Merkmalen des Bauernlandes [den Gerätschaften oder den Maschinen], hinter den scheinbar glanzvollsten Schriften und den offenbar vollkommensten Institutionen leben ganz für sich die Menschen, die sie errichtet haben; sie sind es, die unsere Geschichtsschreibung packen will.« Eine Konstante zog sich durch Blochs Œuvre: Nie wollte er den Menschen von seinen Gefühlen und seinem Körper abtrennen. Es muß »in der menschlichen Natur und in den Gesellschaften der Menschen einen gemeinsamen Boden geben, ohne den die Namen von Menschen und Gesellschaften völlig bedeutungslos wären«, heißt es weiter, und man muß »konstatieren, daß auch der Mensch sich sehr verändert hat, in seinem Geist zweifellos bis hin zu den feinsten Mechanismen seines Körpers. Sein seelischer Horizont hat sich zutiefst verändert; seine Körperpflege, seine Ernährung nicht minder.«

Sein erstes Buch *Die wundertätigen Könige* (1924) war der eigentliche Ausgangspunkt der Geschichte der Mentalitäten,

Rituale und Gestik und begründete die politisch-historische Anthropologie. Bloch untersucht darin, wie die Könige von Frankreich und England durch einfaches Handauflegen die Skrofeln auf wundersame Weise heilen konnten. Bis zu seiner *Apologie* hat Bloch seitdem immer wieder sein historisches Gespür für die »Körpertechniken« bewiesen. Gerade in der *Feudalgesellschaft*[11] bekräftigte er, daß »eine Geschichtsschreibung, die diesen Namen eher verdient als die zaghaften Versuche, auf die uns heute unsere Möglichkeiten beschränken, ihren Platz bei der wechselnden Konstitution des Körpers hätte«. – Im Jahr 1944 wurde er von den deutschen Besatzern erschossen. Sein gewaltiges Vorhaben konnte er nicht mehr weiterführen, und er mußte es uns überlassen, den zahlreichen aufgezeigten Fährten zu folgen.

Zufall oder Notwendigkeit: Einige Intellektuelle, »hineingeworfen in finstere Zeiten« (Hannah Arendt), scheinen dem Körper des Menschen gemeinsam einen speziellen Platz eingeräumt zu haben. Während des Exils in den Vereinigten Staaten und in ihrem Bemühen zu begreifen, »warum die Menschheit, anstatt in einen wahrhaft menschlichen Zustand einzutreten, in eine neue Art von Barbarei versinkt«, haben auch die beiden Philosophen und Soziologen Max Horkheimer und Theodor W. Adorno in ihren »Noten und Skizzen« wiederholt darauf hingewiesen, wie bedeutsam der menschliche Körper in der Geschichte des Abendlandes war.

Für die beiden Repräsentanten des Frankfurter Instituts für Sozialforschung (1923–1950) hat »Europa zwei Geschichten; die eine wohlbekannt und aufgeschrieben, die andere unterirdisch. Diese letztere besteht aus dem Schicksal der menschlichen Triebe und Leidenschaften, die durch die Zivilisation unterdrückt und denaturiert wurden«, heißt es in der

Dialektik der Aufklärung[12] (1944). Die Begründer der »Frankfurter Schule« befaßten sich damit, die gesamte abendländische Kultur an der Elle des nationalsozialistischen Terrors neu zu vermessen: »Das heutige faschistische System oder alles, was verdeckt war, erlebt seinen Auftritt im Triumph. Es enthüllt die Beziehung zwischen der manifesten Geschichte und dem finsteren Antlitz, das in den offiziellen Legenden der nationalistischen Staaten vernachlässigt wurde genauso wie durch die Fortschrittler, die sie kritisieren.« Die Geschichte des Körpers wäre demnach das eigentliche Grundstock der abendländischen Zivilisation.

Auf halbem Weg zwischen Marxismus und Freudschem Denken glauben Horkheimer und Adorno, daß »der ausgebeutete Körper das Übel für die unteren Schichten bedeuten mußte und der Geist, dem die anderen ihr ganzes Leben widmen konnten, das höchste Gut. Dieser Sachverhalt hat den Europäern erlaubt, ihre sublimsten kulturellen Schöpfungen in die Welt zu bringen, aber der Verdacht des klaren Betrugs von Anfang an hat gleichzeitig die Kontrolle über den Körper, die Haß-Liebe für den Körper verstärkt, die das Denken des einfachen Volkes über die Jahrhunderte prägte. Sie fand ihren authentischen Ausdruck in der Sprache Luthers.«

War der Körper bei Norbert Elias noch Sitz und Vermittler des »Zivilisationsprozesses«, so wird er, da er so lange unterdrückt wurde, von Horkheimer und Adorno als Instanz einer Vergeltung verstanden, eines Rückfalls in die Barbarei: »Für die Verleumdung, die der Mensch seinem eigenen Körper angetan hat, rächt dieser sich, weil der Mensch ihn auf den Zustand eines Objekts der Beherrschung, einer gewöhnlichen Materie reduzierte. Dieses Bedürfnis, grausam zu sein und zu zerstören, ist das Resultat einer organischen Unterdrückung jeder intimen Beziehung zwischen Körper und Geist.« Ein vergleichbarer Wunsch, die abendländische Vernunftgläubigkeit zu hinterfragen und zu kritisieren, bewog Michel Foucault (1926–1984), den Körper in eine »Mikrophysik der Mächte« einzubeziehen. In *Wahnsinn und Gesellschaft* (1961) und *Die Geburt der Klinik*, seinem späteren dreibändigen Werk *Sexualität und Wahrheit* (1976–1984) und ganz besonders in *Überwachen und strafen* (1975), dem Meisterwerk über »die Geburt des Gefängnisses«, untersucht Foucault die Methoden, mit deren Hilfe »der Körper direkt in ein politisches Feld verlegt wurde«.[13] Denn »die Beziehungen der Macht nahmen unmittelbaren Zugriff auf ihn; sie kleideten ihn ein, markierten ihn, hoben ihn hinauf und schlugen ihn nieder, zwangen ihn zur Arbeit, verpflichteten ihn zu Ritualen und forderten von ihm Zeichen ab.«

Vom politischen Unterwerfungsritual, das bis zur zweiten Hälfte des 18. Jahrhunderts galt, zur »gesellschaftlichen Orthopädie«, die sich mit der Reform des Bestrafungssystems durchsetzte, als überall in Europa Gefängnisse gebaut wurden, begleitete eine neue Kenntnis des Körpers, die zugleich auch Macht über den Körper bedeutete, den Sinneswandel einer Gesellschaft, die jetzt eher geneigt war zu »überwachen« statt zu »strafen«, geradezurichten statt zu züchtigen. Mit einer Formulierung, die deutlich an Marcel Mauss anknüpft, zeigt Foucault, daß sich eine »politische Technologie des Körpers« ausbreitete, die nicht allein auf die Institutionen der Zwangsausübung zu reduzieren war und sich in ganz Europa etablierte. »Es handelte sich darum, die Bestrafungstechniken – die vom Körper in Form von Unterwerfungsritualen Besitz ergriffen oder sich auf seine Seele richteten – in die Geschichte des politischen Körpers zu verlagern.«

Während die Theoretiker der Frankfurter Schule bemüht waren, die »unterirdische Geschichte« Europas ans Licht zu bringen, vor allem auf dem Weg über den menschlichen Körper, der abwechselnd »Objekt der Anziehung und der Zurückweisung« war, untersuchte Foucault den Ort des Körpers innerhalb einer »Bio-Macht«, einer Macht also, »deren wichtigste Aufgabe vielleicht nicht mehr darin bestehen kann zu töten, sondern das Leben überall zur Macht zu bringen«, heißt es in *Der Wille zu wissen.* 1984, im Jahr seines Todes, brachte Foucault eine unerwartete Fortsetzung zum ersten Band von *Sexualität und Wahrheit* heraus: *Der Gebrauch der Lüste* und *Die Sorge um sich*; im letzteren findet sich ein Kapitel über den Körper. Darin untersucht er – anhand des Buches von Jacky Pigeaud über die Krankheit der Seele[14] – die Theorien und die Behandlung des Körpers seit der antiken Medizin. Aber er schließt – die folgende, sehr erhellende Passage sei wörtlich zitiert: »Zwischen diesen diätetischen Empfehlungen und den Vorschriften, die man später in der christlichen Moral und der medizinischen Theorie antreffen kann, gibt es zahlreiche Analogien: den Grundsatz einer strikten Ökonomie, die den Mangel im Blick hat; vertrauter Umgang mit individuellen Beschwerden oder kollektiven Mißständen, die auf eine Unregelmäßigkeit im Sexualleben zurückgeführt werden konnten; die strikte Forderung, Triebwünsche zu beherrschen, Phantasien zu bekämpfen und das Vergnügen an sexuellen Beziehungen zu unterdrücken. Diese Analogien sind nicht nur entfernte Ähnlichkeiten; Kontinuitäten kann man aufdecken. Einige sind indirekt und gehen über den Umweg der philosophischen Lehrmeinungen: Der Grundsatz, daß Vergnügen kein Ziel sein darf, ist zweifellos mehr durch die Philosophen als durch die Medizin in das Christentum gelangt. Aber es gibt auch direkte Kontinuitäten; der Traktat des Basilios von Ancyra über die Jungfräulichkeit – sein Verfasser wird im übrigen auch als Arzt bezeichnet – bezieht sich auf unzweifelhaft medizinische Überlegungen. Augustinus zitiert Soranus in seiner Polemik gegen Julian von Ekbatana. [...] Auch wenn man nur die bekanntesten Abhandlungen heranzieht, kann man den Eindruck gewinnen, daß die Sexualethik, wie sie dem Christentum oder sogar dem modernen Abendland zugeschrieben wird, zumindest für einige wesentliche Grundsätze schon in der Epoche gültig war, als die griechisch-römische Kultur in ihrer Hochblüte stand. Aber man darf die grundlegenden Unterschiede nicht übersehen, die den Typ des Selbstbezugs und deshalb die Form der Verinnerlichung dieser Vorschriften in der Erfahrung betreffen, die der einzelne mit sich selbst macht.«

Michel Foucault berührt hier den Kern des Problems, das wir uns zu analysieren vorgenommen haben. Gerade wenn er die Kontinuität zwischen der Antike und dem frühen Christentum aufzeigt, betont er die Unterschiede und die Neuentwicklungen, die die Ethik des Körpers – hier der Sexualität – in der Staatsreligion, die im mittelalterlichen Europa etabliert wurde, von der Ethik in griechisch-römischer Zeit trennen.

Es ist unmöglich, an dieser Stelle sämtliche Historiker zu nennen, die entweder als Nachfolger oder als Kritiker der oben erwähnten Forscher wie die Menschenfresser »Menschenfleisch gewittert« haben, wie Marc Bloch es formulierte. Viele von ihnen werden diese Reise begleiten und an den »Abenteuern des Körpers« im Mittelalter teilnehmen. Unter ihnen ist Ernst H. Kantorowicz (1895–1968) zu erwähnen, der in dem Werk *Die zwei Körper des Königs* (1957), das, wenn auch nicht unumstritten, ein Monument mittelalterlicher Theologie darstellt, das ich heranziehen werde, wenn von den Körpermetaphern im Mittelalter die Rede ist; außerdem Michail Bachtin (1895–1975); er hat mit *Rabelais und seine Welt. Volkskultur als Gegenkultur* (1970) diese meine Arbeit bei der Gegenüberstellung von Fastenzeit und Karneval stark beeinflußt und sehr wertvolle Analysen zur Geburt des Lachens und des Komischen auf den öffentlichen Plätzen beigesteuert; weiterhin Georges Duby (1919–1996), dessen Verdienste um die Feudalgesellschaft und die Frauen im Mittelalter (*Der Ritter, die Frau und der Priester*, 1981; *Damen des 12. Jahrhunderts*, 1995–1996) unerreicht sind; in *Das männliche Mittelalter* zum Beispiel wird er meine Überlegungen zum Rang des weiblichen Körpers im Abendland in dieser Epoche stützen. Erst vor wenigen Jahren haben Paul Veyne und Peter Brown mehrfach kritische Beiträge zur »fleischlichen Entsagung« vorgelegt, die der Spätantike und der römischen Gesellschaft ihr Gepräge gaben.

Die Soziologie – vor allem Émile Durkheim, der den Körper als »Faktor der Individuation«[15] bezeichnete –, die Anthropologie – Maurice Godelier und Michel Panoff haben vor einiger Zeit untersucht, wie die Gesellschaften sich als »die Hervorbringungen des menschlichen Körpers«[16] darstellen – und schließlich die Philosophie, die von Platon bis Spinoza, von Diderot bis Merleau-Ponty immer wieder die Beziehungen zwischen Seele und Körper beleuchtet hat, dürfen als wichtige Nachbardisziplinen von der Geschichtsforschung nicht ignoriert werden. Auch die Psychoanalyse darf sie nicht ausgrenzen, weil deren Bemühen, den Körper zu erklären, Träume und Triebwünsche, Hysterie und Vergnügen, ganz entscheidend war, damit die Geschichtsschreibung ihre Wende zum Körperlichen vollziehen konnte, wie das unter anderen die Arbeiten von Michel Certeau[17] (1925–1986) belegen. Eine solch lange Liste und solche Hilfsquellen relativieren meine Behauptung am Anfang des Kapitels. Michel Foucault hat zu Recht bemerkt: »Die Geschichte des Körpers haben die Historiker seit langer Zeit angeschnitten.«

Aber ungeachtet all dieser Beiträge und Zuarbeiten geht es darum, diese Forschungslücke immer weiter zu schließen, das heißt, dem Körper seine Existenzberechtigung im Mittelalter zurückzugeben. Warum aber gerade im Mittelalter? Vor allem weil jegliche neue Wendung in den Verhaltensweisen des Körpers und der Sexualität – wie Michel Foucault, Paul Veyne, Aline Rousselle und Peter Brown dies hinreichend belegt haben – schon im Römischen Reich sogar noch vor der Spätantike zu erkennen ist. Aber das Mittelalter hat seit dem vollständigen Sieg des Christentums im 4. und 5. Jahrhundert eine Quasi-Revolution in den Vorstellungen über den Körper und im Umgang mit dem Körper herbeigeführt. Der andere Grund: Das Mittelalter wirkt mehr als jede andere Epoche – auch wenn man es Ende des 15. Jahrhunderts für abgeschlossen erklärt – wie ein Prägestempel unserer modernen Gegenwart.

Ein großer Teil unserer Mentalitäten und unseres Verhaltens wurde im Mittelalter erworben. Genauso verhält es sich mit den Gewohnheiten in bezug auf den Körper, auch wenn es zwei bedeutendere Veränderungen im 19. Jahrhundert (mit dem Aufkommen des Sports) und im 20. Jahrhundert (im Bereich der Sexualität) gab. Im Mittelalter hat sich dieses Grundelement unserer kollektiven Identität, das Christentum, eingestellt, das in der Frage des Körpers völlig zerrissen war: Es hat ihn zugleich glorifiziert und unterdrückt, gepriesen und gedemütigt.

Ebenfalls im Mittelalter entwickelten sich der »moderne« Staat und die Stadt. Bei beiden gehörte die Körpermetapher zu den prägendsten, und ihre Institutionen formten in der Folgezeit den Körper. Vor jeder weiteren Beschreibung des hervorragenden Ranges des Körpers im Mittelalter muß man noch einmal betonen, daß das Mittelalter weder eine dunkle Epoche noch eine lange Phase allgemeinen Stillstands war. Die Fortschritte auf technischem Gebiet sind nicht zu leugnen: Der neue Pflug, die Dreifelderwirtschaft oder auch die Egge zum Beispiel, die man insbesondere auf dem Teppich von Bayeux betrachten kann, markieren den Beginn der modernen Landwirtschaft. Die Mühle war zwar die erste Maschine des Abendlandes, aber die Hauptenergiequelle blieb der menschliche Körper, der jetzt effektiver und produktiver wurde. Die revolutionären Neuerungen im Handwerk führten an die Entstehung der Industrie heran: Das Weberhandwerk wurde perfektioniert, die Spinnerei entwickelte sich, das Bauwesen expandierte, und die ersten Bergwerke wurden erschlossen.

Auf kulturellem Gebiet erlebte man im Mittelalter den Aufschwung der Städte und der städtischen Strukturen. Die Stadt war das Zentrum der Produktion (und nicht nur des Konsums), der gesellschaftlichen Differenzierung (der Körper des Bürgers war anders als der Körper des Handwerkers oder des Arbeiters) und das politische Zentrum (die Stadtbürger bildeten gemeinsam einen Körper). Sie war auch das kulturelle Zentrum; hier spielte der Körper allerdings eine geringere Rolle als auf dem Land (im Mittelalter bestand die Bevölkerung zu 90 Prozent aus Bauern, die körperliche Arbeit leisteten), aber hier entwickelte sich die Praxis des Schreibens, ebenfalls eine Tätigkeit der Hand.[18]

Das Theater, als heidnisch und gotteslästerlich verpönt, erlebte einen Neuanfang vor allem in den Konventen und in den Kirchen. Es kreiste um biblische Themen, vor allem um das österliche Geschehen, die Kreuzigung und die Auferstehung Christi. Im Bühnenspiel vom Jüngsten Tag wurde an die vom Antichrist hingemordeten Körper erinnert, auch an die vier Apokalyptischen Reiter Pest, Krieg, Hunger und Tod, dargestellt in Erwartung des Jüngsten Gerichts. Aber auch in den Städten lebte das Theater seit dem 13. Jahrhundert wieder auf. Die Stadt Arras hat die Tradition dieser religiösen Theaterspiele weitergeführt, die an ein großes mittelalterliches Festival in Avignon erinnern sollen. Im 15. Jahrhundert setzten die Mysterienspiele vor den Kathedralen Szenen aus dem Evangelium in lebendige Handlung um. Der russische Literaturkritiker Michail Bachtin bezeichnet – etwas übertrieben – die städtischen öffentlichen Räume als Schauplatz der Wiedergeburt des Lachens beim Wechselspiel von improvisierten Scherzen und Possen.

Dieses Mittelalter unserer kulturellen Frühzeit war weder schwarz noch golden; es etablierte sich rund um den gequälten und glorifizierten Körper Christi. Es schuf neue Helden, die Heiligen, die ihr Martyrium vor allem an ihrem Körper erlitten. Aber es erfand auch seit dem 13. Jahrhundert mit der Inquisition und der Folter eine legitimierte Praxis, die sich auf jeglichen Verdacht der Ketzerei erstreckte und nicht nur auf die Sklaven, wie in der Antike.

Warum also der Körper im Mittelalter? Weil der Körper der entscheidende Schauplatz einer der Grundspannungen in der abendländischen Dynamik war. Die zentrale Bedeutung, wie man sie dem Körper zuerkannte, war zwar keine Erfindung des Abendlandes; dazu genügt ein Blick auf den

Kult, dessen Gegenstand er zum Beispiel in der griechischen Antike war. Damals gingen Körpertraining und Schönheitsideale weit über die Kultur des Körpers hinaus, die von den Rittern im Krieg und beim Turnier im Mittelalter und von den Bauern in ihren ländlichen Spielen betrieben wurde. Aber auch wenn man im Mittelalter eine starke Veränderung in den körperlichen Gewohnheiten wie die Unterdrückung oder sogar Verbannung der Schauplätze des Körpers aus der Antike konstatiert – der Körper wurde paradoxerweise zum Kern der mittelalterlichen Gesellschaft.

Jean-Claude Schmitt, bedeutender Historiker der Gesten im Abendland während dieser Epoche, betont nachdrücklich, daß »die Frage des Körpers seit dem 5. Jahrhundert die Gesamtheit der ideologischen und institutionellen Aspekte im mittelalterlichen Europa beeinflußte«.[19] Auf der einen Seite hat die Ideologie des Christentums, das Staatsreligion wurde, den Körper unterdrückt, und auf der anderen Seite hat sie mit der Fleischwerdung Gottes im Körper Christi aus dem Körper des Menschen »das Tabernakel des Heiligen Geistes« gemacht. Auf der einen Seite unterdrückte der Klerus die Gewohnheiten des Körpers, auf der anderen Seite glorifizierte er sie. Auf der einen Seite wirkte sich die Fastenzeit auf den Alltag des Menschen im Mittelalter aus, auf der anderen schäumte er im Karneval geradezu über in seinen Körperäußerungen. Sexualität, Arbeit, Traum, Kleidung, Krieg, Geste und Lachen – der Körper des Menschen im Mittelalter war eine Quelle der Debatten, von denen einige in neuester Zeit wiederauflebten.

Es war zweifellos kein Zufall, daß der einzige Gründer und Repräsentant der historischen Schule, genannt nach den *Annales,* der sich für das Problem des Körpers interessierte, ein Mediävist war; außerdem gehörte er zu denen, die am sensibelsten auf die Verwerfungen der Gegenwart reagierten: Marc Bloch. Dieses Buch, ein bescheidener Versuch, »den Abenteuern des Körpers ihren Platz einzuräumen«, trägt seine Handschrift. Desgleichen sein methodisches und ethisches Konzept, das ihn bewog, festzustellen: »Die Verständnislosigkeit gegenüber unserer Zeit entsteht zwar in fataler Weise aus der fehlenden Kenntnis der Vergangenheit, aber es ist genauso richtig, daß man die Vergangenheit über die heutige Zeit verstehen muß.«

Heutzutage ist der Körper Tummelplatz der modernen Metamorphose: Von der Genetik bis zu den bakteriologischen Waffen, von der Behandlung und Bekämpfung der modernen Seuchen bis zu den neuen Herrschaftsformen bei der Arbeit, vom Moderummel zu den neuen Ernährungsformen, vom Schlankheitswahn bis zur Fettleibigkeit, von der sexuellen Befreiung zur modernen Entfremdung – der Umweg über die Geschichte des Körpers im Mittelalter kann dazu dienen, unsere Zeit etwas besser zu verstehen, und das durch ihre verblüffenden Übereinstimmungen ebenso wie durch ihre unauflösbaren Unterschiede.

1. Fastenzeit und Karneval: Ständiger Wechsel im christlichen Abendland

Wie oben schon dargelegt, war der Körper des Menschen im Mittelalter Schauplatz von Widersprüchen. Auf der einen Seite wurde er vom Christentum ständig diffamiert. »Der Körper ist das abscheuliche Gewand der Seele«, meinte Papst Gregor der Große. Auf der anderen Seite wurde er glorifiziert, vor allem nach dem Bild des leidenden Körpers Jesu Christi. »Der Körper ist das Tabernakel des Heiligen Geistes«, liest man bei Paulus. Das christliche Menschenbild beruhte gleichermaßen auf der Erbsünde – im Mittelalter in eine sexuelle Verfehlung umgewandelt – wie auf der Menschwerdung Gottes: Jesus Christus kam als Mensch in diese Welt, um den Menschen von seinen Sünden zu erlösen. Im Umgang mit dem Kirchenvolk wurde der Körper von einer körperfeindlichen Ideologie der christlichen Institutionen in Schranken gehalten, aber er wehrte sich gegen diese Unterdrückung.

Im Alltag des Menschen wechselten sich damals Fasten und Karneval regelmäßig ab. Pieter Brueghel der Ältere hat diesen Rhythmus des Lebens in seinem berühmten Gemälde *Der Kampf zwischen Karneval und Fastenzeit* (1559) unsterblich gemacht: auf der einen Seite der Dünne, auf der anderen der Dicke, auf der einen Seite Hunger und Abstinenz, auf der anderen Überfluß und das große Fressen. Dieses ständige Hin und Her beherrschte ganz ohne Zweifel den Körper des Menschen in den Vorstellungen und in der Realität des Mittelalters.

Die drei Stände in dieser so aufgeteilten Gesellschaft: *oratores* (die Betenden), *bellatores* (die Krieger) und *laboratores* (die Arbeitenden), waren zum Teil auch durch ihr Verhältnis zum Körper definiert. Der unversehrte Körper der Priester durfte nicht verstümmelt oder verkrüppelt werden. Der Körper der Kämpfer war durch ihre kriegerischen Heldentaten geadelt, und der Körper der Arbeitenden war durch all die Mühen gekrümmt.

Die Beziehungen zwischen Seele und Körper andererseits bestanden aus Dialog, Dynamik, aber nicht Kampf und Streit. Man muß wieder daran erinnern: Nicht im Mittelalter wurden Seele und Körper ganz grundsätzlich getrennt, sondern das geschah erst im 17. Jahrhundert mit der klassischen Vernunftlehre. Das Mittelalter war einerseits von Platon beeinflußt, nach dessen Lehre die Seele vor dem Körper existierte – was auch das »Mißtrauen gegenüber dem Körper« bei den christlichen Asketen wie Origenes (ca. 185–ca. 252) nährte –, sondern zugleich auch von den Thesen des Aristoteles durchdrungen, wonach »die Seele die Gestalt des Körpers« ist. So glaubte man damals: »Jeder Mensch ist aus einem materiellen, geschaffenen und sterblichen Körper und aus einer immateriellen, geschaffenen und unsterblichen Seele zusammengesetzt.«[1] Körper und Seele waren untrennbar verbunden. »Er ist außen *(foris)*, sie ist innen *(intus)*, und sie macht sich durch ein ganzes Netz von Einflüssen und Zeichen bemerkbar«, faßt Jean-Claude Schmitt zusammen.[2] Der Körper ist zwar die Triebfeder aller Laster und der Erbsünde, aber auch Träger der Heilsgeschichte: »Und das Wort ward Fleisch«, heißt es im Johannesevangelium. Jesus Christus hat als Mensch gelitten. Aber was man allgemein als Mittelalter bezeichnet[3], war in erster Linie eine Epoche umfassender körperlicher Entsagung.

Umfassende Entsagung

Die sichtbarsten gesellschaftlichen Manifestationen genauso wie die intimsten Freuden des Körpers wurden weitgehend unterdrückt. Im Mittelalter verschwanden vor allem die Thermen, die sportlichen Wettkämpfe, auch das von den Griechen und Römern geerbte Theater, und die Bezeichnung Amphitheater wanderte von den sportlichen Kampfbahnen weg zu den theologischen Streitgesprächen innerhalb der Universitäten. Die Frau wurde verteufelt, die Sexualität überwacht, die Handarbeit verachtet, die Homosexualität zunächst verurteilt, dann geduldet und schließlich verboten. Lachen und Gestikulieren wurden mißbilligt, Masken, Schminke und Verkleiden wurden bestraft, Wollust und Völlerei waren Gefährten ... Der Körper wurde als Gefängnis und Gift für die Seele betrachtet. Auf den ersten Blick also bewirkte der heidnisch-antike Körperkult im Mittelalter einen vollkommenen Ehrverlust des Körpers in der Gesellschaft.

Die Kirchenväter leiteten diese große gedankliche Wende ein und förderten sie mit der Einführung des Mönchtums. »Das asketische Ideal« eroberte die Christenheit durch deren Einfluß auf die Kirche; es wurde das Fundament der Mönchsgemeinschaft, die im hohen Mittelalter versuchte, sich als Idealform christlichen Lebens darzustellen. Die Benediktiner hielten die Askese für ein »Instrument der Wiederherstellung der spriritueIlen Freiheit und der Rückkehr zu Gott«: »Es war die Befreiung der Seele vom Halseisen und von der Tyrannei des Körpers.« Sie hatte zwei grundlegende Aspekte: »Verzicht auf alle Freuden und Kampf gegen die Versuchungen«.[4]

Die benediktinische Askese stammte ursprünglich aus dem Orient und von den Anachoreten, aber sie nahm die ganz rigorose Behandlung des Körpers zurück. In diesem Zusammenhang findet man den Zentralbegriff *discretio*, das bedeutet Mäßigung. Angesichts des neuen Feudalsystems legte die monastische Reform im 11. und zu Beginn des 12. Jahrhunderts vor allem in Italien besonderen Wert auf Unterdrükkung aller Freuden, in erster Linie der körperlichen Freuden. Die Weltverachtung – Kernbegriff der mönchischen Spiritualität – war zuerst eine Körperverachtung. Die Reform richtete sich auf Verzicht und Entsagung im Bereich der Ernährung (Fasten und Verbot von bestimmtern Nahrungsmitteln) und die Übernahme von frei gewählten Kasteiungen. Die frommen Laien (wie etwa Ludwig IX. der Heilige, König von Frankreich) konnten sich verschiedenen Abtötungen des Fleisches unterziehen, die mit den Übungen der Asketen zu vergleichen waren: Büßerhemd, Geißelung, Nachtwachen, Schlafen auf dem nackten Boden und anderem.

Seit dem 12. Jahrhundert brachte das Aufkommen der *imitatio Christi* in der Frömmigkeit bei den Laien bestimmte Übungen mit sich, die an die Leidensgeschichte Christi erinnerten. Als frommer Nachfolger des Gottessohnes wurde Ludwig der Heilige schließlich ein König-Christus, ein leidender König.

Diese Übungen tauchten häufig auf Initiative von Laien und insbesondere der Bußbruderschaften in der Öffentlichkeit auf, so zum Beispiel 1260 in Perugia. Dort veranstalteten Laien eine Bußprozession, in deren Verlauf sich die Teilnehmer öffentlich geißelten. Diese Zurschaustellung war ungeheuer erfolgreich und verbreitete sich in Mittel- und Norditalien. Die Kirche behielt die Aufsicht in ihrer Hand; sie weitete die Zeiträume aus, in denen die Ernährung der Gläubigen bestimmten Einschränkungen unterworfen wurde. Seit dem 13. Jahrhundert umfaßte der Speisekalender fleischlose Kost dreimal in der Woche, Fasttage in der vorösterlichen Zeit, im Advent, an den Quatembertagen, an Vorabenden von Kirchenfesten und am Freitag. Durch die Überwachung der Körpergesten erlegte die Kirche dem Körper eine Art Polizei im öffentlichen Raum auf, durch den Kalender der Speiseverbote dasselbe in der Zeit.

Das Tabu von Sperma und Blut

Schon am Beginn der Epoche, in der sich – zumindest im abendländischen Westen – eine Staatsreligion und eine neue Ordnung, das Christentum, etablierte, machte sich der Abscheu vor den Körpersäften Sperma und Blut deutlich bemerkbar. Diese »Welt der Krieger« mißbilligte tatsächlich das Blut. Auch in dieser Hinsicht steckte die mittelalterliche Gesellschaft voller Widersprüche. In einem gewissen Sinn ist es sogar möglich zu behaupten, daß man im Mittelalter das Blut entdeckte. Roland Barthes hat in seinem Essay *Michelet*[5] mehrfach auf diese entscheidende, schwierige Frage hingewiesen: »Ganze Jahrhunderte stürzten in die Katastrophen von Blutkrankheiten, das 13. Jahrhundert in die Lepra, das 14. in die Schwarze Pest.«

Im Mittelalter war das Blut der entscheidende Aspekt in den Beziehungen zwischen den beiden höheren Ständen der Gesellschaft: *oratores* und *bellatores.* Das Charakteristikum der Krieger, das ständige Rivalitäten und Konflikte mit dem

Klerus auslöste, war das Blutvergießen. Auch wenn das Verbot nicht immer respektiert wurde, die Mönche, Hüter der Kirchenlehre, durften selbst nicht kämpfen. Die gesellschaftliche Unterscheidung zwischen den beiden Ständen drehte sich also um dieses Tabu. Es war sozialer, strategischer, politischer, aber auch theologischer Grundsatz, weil Christus im Neuen Testament sagt, daß man kein Blut vergießen darf.

Das war ein Widerspruch und ganz paradox, weil die christliche Liturgie auf der Opferung eines zwar heiligen, aber blutenden Leibes Christi beruht. In der Zeremonie der Wandlung wird es auch ständig wiederholt: »Sehet, das ist mein Leib, und das ist mein Blut«, wie Jesus zu seinen Jüngern beim letzten Abendmahl gesagt hat. Heilige Messe und Eucharistie, die wichtigste liturgische Handlung des Christentums, bestehen zum Teil aus einem Blutopfer.

Auf diese Weise wurde das Blut die Grundlage der gesellschaftlichen Hierarchie, zwischen Klerikern und Laien, aber auch zwischen den Laien; als sich der Adel nach und nach zu dieser neuen Konzeption bekehrte, übernahm er diese Erfindung, das Blut sei das einzige beständige und verbindende Element seiner gesellschaftlichen Gruppe. Seit dem hohen Mittelalter taucht immer wieder derselbe Spruch auf: »Man stammt aus edlem Blut.«[6] »Das Blut als Definition der Abstammung beim Adel kam trotzdem erst relativ spät auf. Erst seit dem 14. Jahrhundert wurden die direkten Abkömmlinge der Könige ›Prinzen von Geblüt‹ genannt, und noch später, Ende des 15. Jahrhunderts, tauchte in Spanien bei der Auseinandersetzung mit den Juden der Ausdruck ›Reinheit des Blutes‹ auf.«

Aber das Tabu des Blutes hielt sich weiter. Zu den zahlreichen Gründen für die relative Minderwertigkeit der Frau im

Mittelalter gehörte ihre Monatsblutung, auch wenn Anita Gueneau-Jalabert[7] festgestellt hat, daß die mittelalterliche Theologie die überkommenen Verbote aus dem Alten Testament nicht wiederaufnahm, wonach eine Frau mit Monatsblutung unrein ist. Die Ausweitung des kirchlichen Verbots für Ehepaare, während der Monatsblutung Geschlechtsverkehr zu haben, sollte wohl verhindern, daß Kinder geboren wurden, die mit Lepra angesteckt waren, der »Seuche des Jahrhunderts«, würde man heute sagen, um hier nur die häufigste Erklärung zu erwähnen. Auch das Sperma galt als schmutzig. Die Sexualität war seit dem 12. Jahrhundert mit dem Tabu des Blutes verknüpft, und sie wurde aus diesem Grund auch als Tiefpunkt körperlicher Schande betrachtet.

Das mittelalterliche Christentum brachte die Sünde in erster Linie mit der Beschmutzung in Zusammenhang. Das Spirituelle trug den Sieg über das Körperliche davon. Das reine Blut Christi wurde vom unreinen Blut der Menschen getrennt. Man nannte es das Heilige Blut, das die Engel und Maria Magdalena unter dem Kreuz Christi auffingen; zahlreiche Kirchen im Mittelalter beanspruchten, die Reliquie zu besitzen, darunter Brügge und vor allem Mantua. Die Verehrung des Heiligen Blutes verbreitete sich, weil es als literarischer Stoff und in den Sagen um die Ritter vom Heiligen Gral so beliebt war. Allerdings gab es die Blutsbrüderschaften im mittelalterlichen Abendland nicht.

Die Sexualität: tiefste Erniedrigung

Wie Jacques Rossiaud[8] betont hat, spiegeln die Dokumente, auf die sich die Historiker stützen, zweifellos nur die Einstellung der Menschen wider, die mit der Fähigkeit zu schreiben, zu beschreiben und zu diffamieren ausgestattet waren, also die Mönche und die Geistlichen, die sich durch ihr Keuschheitsgelübde weitgehend in Askese übten. Auch kennen wir nur die überlieferten Äußerungen von Laien, häufig vor Gericht, wo sie Klage führten, als Zeugen auftraten oder sich verteidigten; hier schlossen sie sich zweifellos der allgemeinen Meinung an, um ihre Sache durchzufechten. Verfasser von Romanen, Erzählungen und Fabeln schöpften ihre Anekdoten, Schwänke und Intrigen sicher aus dem Alltag der Menschen ihrer Zeit. Aber Georges Duby meint, diese Beispiele seien »in einer konventionellen Szenerie von Liebe und Sexualität« angesiedelt.[9]

So kann man insgesamt bestätigen, daß der Körper in seiner Geschlechtlichkeit im Mittelalter überwiegend verachtet und seine Impulse und das sexuelle Begehren überwiegend unterdrückt wurden. Die christliche Ehe, die im 13. Jahrhundert wohl auch mit Schwierigkeiten belastet war, sollte ein Versuch sein, die Lüsternheit zu bremsen. Der Beischlaf wurde nur zum Zweck der Fortpflanzung ins Auge gefaßt und toleriert. »Der Ehebrecher ist auch der allzu feurige Liebhaber seiner Frau«, mahnten die Geistlichen immer wieder. Auf diese Weise wurde die Beherrschung des Körpers vorgeschrieben und die »abweichenden« Praktiken verboten.

Im Bett mußte sich die Frau passiv verhalten, der Mann aktiv, aber maßvoll, ohne Aufwallung. Im 12. Jahrhundert ging nur Pierre Abaelard (1079–1142), wohl im Gedanken an seine Héloïse, so weit zu behaupten, daß die männliche Dominanz »beim ehelichen Beischlaf aufhört, weil dort Mann und Frau eine gleiche Macht über den Körper des anderen« haben. Aber nach Ansicht der meisten Kleriker und Laien war der Mann ein Besitzer. »Der Ehemann war der Inhaber des Körpers seiner Frau; er hatte das Besitzrecht an ihm«, faßt Georges Duby zusammen. Jede Art von Schwangerschaftsverhütung war nach Meinung der Theologen eine Todsünde. Die Sodomie galt als ein Greuel. Die Homosexualität war zunächst strafbar, wurde dann geduldet, weil sich – so Boswell – im 12. Jahrhundert ausgerechnet in kirchlichen Kreisen eine homophile Szene entwickelte, aber seit dem 13. Jahrhundert galt sie als Perversion und wurde mehrfach mit dem Kannibalismus verglichen.

Die Wörter erschaffen die Dinge: Neue Vokabeln tauchten in der Spätantike und dann im Mittelalter auf wie *caro* (Fleisch), *luxuria* (Wollust) oder *fornicatio* (Unzucht); sie bereicherten den christlichen Wortschatz der körperfeindlichen Gesinnung. Die menschliche Natur, die mit dem Begriff *caro* bezeichnet wurde, war auf diese Weise sexualisiert und nur zu bereit für die »Sünde wider die Natur«.

Dieses System wurde im 12. Jahrhundert durch die Gregorianische Reform – so benannt nach Papst Gregor VII. (1073–1083) – endgültig abgeschlossen. Sie war eine echte »Reform«, weil sie eine umfassende Erneuerung darstellte, mit der die Kirche ihre Institution vom Ämterkauf (Simonie) und von Geistlichen, die in wilder Ehe lebten, reinigen sollte. Vor allem aber trennte sie den Klerus von den Laien. Die Geistlichen mußten sich, insbesondere nach dem Ersten Vatikanischen Konzil, innerhalb des neuen mönchischen Lebensmodells von allem fernhalten, was geeignet war, die Seele zu zerrütten und den Heiligen Geist hinderte herabzusteigen: Sperma und Blut. Ein Orden, eine eigene Welt von Ehelosen etablierte sich. Die Laien mußten ihren Körper in heilsamer und heilbringender Weise nutzen, innerhalb einer

Gesellschaft, die in die Ehe und das patrimoniale, monogame und unauflösliche Modell eingesperrt war.

Unter den erlaubten sexuellen Verhaltensweisen bildete sich eine Hierarchie. An der Spitze stand die Jungfräulichkeit, die, wenn sie erhalten blieb, Keuschheit genannt wurde. An zweiter Stelle stand die Keuschheit der Witwen und schließlich die eheliche Keuschheit. Gemäß dem *Decretum Gratiani* (Bologna, um 1140) »verurteilt die christliche Kirche den Ehebruch bei Männern wie bei Frauen«, aber das war eher ein theoretischer Standpunkt als die gelebte Realität; die Traktate über den *coitus* befassen sich fast ausschließlich mit dem Mann.

Durch eine völlig neuartige Regelung der Kriegführung wollte man vermeiden, daß Blut nicht auf sündhafte Weise vergossen wurde. Aber in der Realität mußte man sich den Bedrohungen durch »Barbaren« und »Ketzer« stellen. Deshalb erfand das Christentum, als es Staatsreligion geworden war, einen Kompromiß, den Augustinus *bellum iustum* nannte, den gerechten Krieg, der im übrigen bis heute dazu dient, die ehrenhaftesten genauso wie die verbrecherischsten Aktionen zu rechtfertigen. Nach Augustinus ist der Krieg gerecht, wenn er nicht provoziert wurde »durch Zerstörungswut, grausame Rachsucht, absolute Unversöhnlichkeit, Herrschsucht und andere vergleichbare Verhaltensweisen«. Diese Empfehlungen wurden im *Decretum Gratiani* und später bei dem Kanonisten Rufinus in der *Summa decretorum* (um 1157) wiederholt und vervollständigt.

Desgleichen erlegte die Kirche den Laien die »gerechte Kopulation« auf, also nur in der Ehe. Die ideologische und theoretische Einstellung der Kirche fand ihren Niederschlag in den Handbüchern für Beichtväter, den Bußbüchern. Darin wurden die Sünden des Fleisches aufgezählt und mit den Strafen und Bußübungen verknüpft, die ihnen entsprachen. So verlangt etwa das Bußbuch des Bischofs von Worms, wie viele andere *Decretum* genannt und Ende des 11. Jahrhunderts verfaßt, für einen Ehemann, der »wie die Hunde von hinten kopuliert hat«, im vorliegenden Fall »eine Buße von zehn Tagen bei Wasser und Brot« aufzuerlegen. Mit seiner Ehefrau während ihrer Monatsregel, vor einer Entbindung oder gar am Sonntag zu schlafen brachte vergleichbare Strafen ein. Den Samen ihres Ehemannes zu trinken, »damit er dich mehr liebt wegen deines teuflischen Treibens«, fährt dasselbe Bußbuch zum Gebrauch für Frauen fort, konnte eine Bußzeit von sieben Jahren einbringen. Fellatio, Sodomie, Masturbation, Ehebruch natürlich, aber auch Unzucht mit einer Nonne wurden samt und sonders bestraft. Schließlich noch die Wahnbilder, die man den Ehepaaren unterstellte – sie scheinen eher den Zwangsvorstellungen der Theologen zu entstammen als den Bußfertigen, die dafür bestraft werden sollen –, und als Höhepunkt das Bild von dem angeblichen wilden Treiben der Frauen, die, so wird behauptet, einen lebenden Fisch in ihr Geschlechtsteil einführen, »ihn dort festhalten, bis er tot ist, ihn dann kochen oder grillen und ihrem Ehemann vorsetzen, damit er um so mehr für sie entflammt ist«. Da befinden wir uns wohl noch weit zurück bei den »barbarischen Amouren«, wie Jean-Pierre Poly dies genannt hat.

Diese Kontrolle ehelicher Sexualität predigte auch Enthaltsamkeit über die normalen Verbote (Weihnachten, Ostern, Pfingsten) und andere Zeiten des Fastens und der Abstinenz hinaus; das beeinflußte die Mentalitäten im Mittelalter genauso wie die Demographie, die von diesen knappen 180 oder 185 Tagen erlaubter ehelicher Sexualität ganz stark betroffen war. Im 12. Jahrhundert verstieg sich der Pariser Theologe Hugo von Saint-Victor (gest. 1141) zu der Behauptung, daß die eheliche Sexualität aus der Unzucht entstehe: »Die Empfängnis geschieht nicht ohne Sünde«, wetterte er. Das Leben der Ehepaare war außerordentlich schwierig, auch wenn »die Vergeistigung der ehelichen Liebe«, so Michel Sot[10], »den Körper am Leben hielt, obwohl ihn die Theologen gern ganz hinausgetrieben hätten«. Die körperliche Liebe und die Liebe zu Gott vermischten sich dann aber in zahlreichen literarischen und poetischen Zeugnissen, so im alttestamentarischen Hohenlied, einem Werk von tiefster Innigkeit und erfüllt von Erotik im Zwiegespräch der sündigen Menschheit mit dem heiligen, reinen Wesen Gottes. Auch in den *Sententiae* des Petrus Lombardus (um 1150) liest man, daß sich die Ehepaare schließlich »durch den Gleichklang der Seelen und durch die Vereinigung ihrer Körper« zusammenfinden könnten.

Theorie und Praxis

Verhält es sich also auf dem Gebiet der Sexualmoral im Mittelalter mit dem Gemeinplatz so, wie Immanuel Kant im Jahr 1793 sehr rationalistisch und kritisch meinte: Eine gute Theorie, aber in der Praxis wertlos? Vor dem 12. Jahrhundert gab es noch Geistliche, die, wenn auch eher selten, zur Waffe griffen; allerdings nahmen sie häufiger Frauen und Konkubinen als Helm und Schwert. Bei den Laien gab es Schlägereien und Kämpfe im Überfluß, und die körperlichen Freuden – keineswegs nur die Sexualität – nahmen eher zu. Der Adel blieb so, wie er zuvor in »barbarischer« Zeit war: polygam.

Die verschiedenen gesellschaftlichen Gruppen wurden durch den Gebrauch des Körpers und durch das Befolgen von Verboten determiniert. Der Bereich des Kämpfens dehnte sich schon auf die Ebene der Sexualität aus. Die Ehen in den adligen und vornehmen Familien waren gepflastert mit außerehelichen Abenteuern. Bei den Reichen war die Polygamie üblich und schließlich auch zulässig. Nur bei den Armen wurde die kirchlich verordnete Einehe auch respektiert. Die Enthaltsamkeit war, wie Jacques Rossiaud feststellt, »eine sehr seltene Tugend« und »auf eine klerikale Elite beschränkt«, während die meisten Weltgeistlichen in wilder Ehe lebten, weil sie nicht heiraten durften. Der Beichtvater Ludwigs des Heiligen zum Beispiel bestand darauf, daß der König die eheliche Enthaltsamkeit peinlich genau befolgte, weil dieses Verhalten von außerordentlich hohem Wert sei.

Der letzte König von Frankreich, der Polygamie praktizierte, war Philipp II. August. Seine Regierungszeit (1180–1223) fiel genau in diese entscheidende Epoche. Er war verwitwet, heiratete die dänische Prinzessin Ingeborg, konnte aber nichts für seine zweite Gemahlin empfinden. Er verließ also das eheliche Lager, ging eine außereheliche Liaison ein und lebte damit in Bigamie. Dieses Verhalten konnte die Kirche nicht dulden, und sie exkommunizierte ihn. Er kehrte zu Ingeborg zurück, aber keineswegs ins Ehebett, sondern er sperrte sie in einem Konvent ein. Sie weigerte sich, wie man ihr dort einschärfte, in ihr Vaterland zurückzukehren. Als neue Tochter eines Frankreich, das sie adoptiert hatte, wurde sie sehr geschätzt, zwar nicht von ihrem Ehemann, aber vom Königshof, der ihr Respekt, Vertrauen und Bewunderung entgegenbrachte. Diese außergewöhnliche Frau regte einen anonymen

Künstler zum schönsten Psalter des Mittelalters an, dem *Ingeborg-Psalter.* Das Werk hat hohe ästhetische und theologische Qualität; die gesamte Geschichte der christlichen Menschheit ist dargestellt, von der Schöpfung bis zum Ende der Welt, und darunter auch die Geburt Christi und das Jüngste Gericht.

Seit dem Jahr 1000 wurde das System der sexuellen und körperlichen Kontrolle allmählich entwickelt. Als es sich dann im 12. Jahrhundert mit der Gregorianischen Reform schließlich ganz durchsetzte, war die Epoche seines relativen Niedergangs schon gekommen. Das Sexualverhalten, von der griechisch-römischen Welt und Lebensweise ererbt, hielt sich hartnäckig. Über die Keuschheit der Mönche spotteten zahlreiche volkstümliche Possen; sie nahmen die Kleriker und ihr Konkubinat aufs Korn. Die freiwillige oder auferlegte Jungfräulichkeit wurde immer seltener. Das Spätmittelalter pendelte zwischen Unterdrückung und Freiheit der Sexualität, akzeptiert oder wiedergewonnen, hin und her. Im krisenhaften 14. Jahrhundert wollte man lieber das Diesseits neu bevölkern als das Jenseits, und man bürgerte die sexuellen Freuden wieder ein. Georges Duby meint: »Der Krieg tobte nicht nur zwischen dem Fleischlichen und dem Spirituellen, sondern auch zwischen dem Natürlichen und dem Gegenteil davon.« Trotz allem vertiefte sich zum Beispiel der Abscheu vor Homosexuellen oder »Weibischen« im 15. Jahrhundert, mit Ausnahme spezieller Orte wie Florenz. Spannung und Dynamik des Abendlandes sind auch durch diese Pendelbewegungen zu begreifen. Und doch verankerte sich die neue Sexualethik der Kirche im Imaginären und in der Realität des Abendlandes im Mittelalter, und das für lange Zeit, vielleicht sogar bis heute; erst in den sechziger Jahren des 20. Jahrhunderts hat man eine beispiellose sexuelle Befreiung erlebt.

Wurzeln der Verdrängung: Die Spätantike

Um die Grundlagen dieser »umfassenden Entsagung« zu verstehen, muß man auf ihr Anfänge zurückschauen. Diese beispiellose Entwicklung in der Geschichte des Abendlandes, die Abwertung der Sexualität und die »fleischliche Entsagung«, wurde zuerst im Römischen Reich angestoßen, innerhalb einer Strömung, die man Paganismus nennt und die Michel Foucault in *Sexualität und Wahrheit* als erster im einzelnen beleuchtete.

Der Historiker Paul Veyne[11] datiert diesen Umschwung sehr genau auf die letzten Jahrzehnte des 2. Jahrhunderts n. Chr. unter der Herrschaft des Kaisers Mark Aurel, zwischen 180 und 200. Veyne ist überzeugt, daß der Einfluß der Stoa auf den Kaiser sehr prägend war; er lebte ganz enthaltsam und um Selbstdisziplin bemüht, immer im Kampf gegen verderbliche Leidenschaften; die Philosophie »nahm persönliche Züge an«.[12] Der Beischlaf etwa beschränkte sich »auf ein Reiben des Bauches und die Ejakulation einer klebrigen Flüssigkeit, begleitet von einem Spasmus«.[13] In seinen *Selbstbetrachtungen* erklärt Mark Aurel (121–180) den Grund für eine solche Erniedrigung. Der Weise muß seinem Gewissen eine reine Wahrheit bieten, damit er seine verderblichen Leidenschaften in den Griff bekommt: »Solche Vorstellungen sind nämlich den Gegenständen wirklich ganz entsprechend und durchdringen ihr Wesen, so daß man sieht, was eigentlich an ihnen sei; ebenso muß man es im ganzen Leben machen, und wo einem Dinge in noch so beifallswürdiger Gestalt vorgespiegelt werden, sie entlarven, ihren Unwert sich anschaulich machen und ihnen die schimmernde Einkleidung nehmen, womit sie sich brüsten.«

In gewisser Hinsicht war also der Boden gut vorbereitet, damit das Christentum diese große Kehrtwende des Körpers gegen sich selbst vollziehen konnte. »Die Christen haben überhaupt nichts unterdrückt, das war schon geschehen«, erklärt auch Paul Veyne. »Die sehr direkten Kontinuitäten, die man zwischen den ersten christlichen Lehren und der antiken Moralphilosophie feststellen kann«, heißt es bei Michel Foucault[14], zeigen ganz klar, daß es »grundverkehrt« ist zu glauben, der Paganismus und das Christentum stellten zwei Antipoden der Theorie und der sexuellen Praxis dar. Eine Ironie der Geschichte: Das »Heidentum« der Griechen und Römer kannte den Körperkult und die sexuelle Freiheit, das Christentum Keuschheit, Enthaltung und wahnhaftes Streben nach Jungfräulichkeit. Die Arbeiten von Paul Veyne und Michel Foucault belegen ganz überzeugend, daß es schon vor dem entscheidenden Übergang der frühen Kaiserzeit (1.–2. Jahrhundert) zum Christentum einen »Puritanismus der Männlichkeit« gab. »Zwischen der Zeit Ciceros und dem Jahrhundert der Antoninen ereignete sich etwas ganz in der Stille: eine Umkehrung der sexuellen und ehelichen Beziehungen; als Ergebnis dieser Umkehrung zeigte sich die vorchristliche Sexualmoral identisch mit der späteren christlichen Ehemoral«, so Paul Veyne.[15]

Aber die Mentalität des Mittelalters gab dann einen viel stärkeren Anstoß zu dieser Entwertung des Körpers und der Sexualität, durch Vermittlung der führenden Denker und Theologen, nach Hieronymus und Augustinus auch Thomas von Aquin, ebenso wie durch die Menschen, die danach lebten: die Mönche. Sie etablierten für lange Zeit in der Gesellschaft den Lobpreis und die allgemein respektierte Praxis der Jungfräulichkeit und Keuschheit.

Das Christentum: Ursache des allgemeinen Rückschritts

Es bedurfte einer bedeutenden Glaubensmacht wie auch der ökonomischen, sozialen und geistigen Strukturen, damit diese Kehrtwende gelingen konnte. Der Betreiber dieser Wende, dieser geistigen Verengung war das Christentum. So führte die institutionalisierte christliche Religion im Abendland eine entscheidende Neuerung ein: die Umdeutung der Erbsünde in eine sexuelle Verfehlung. Das war auch neu innerhalb des Christentums selbst; in seinen Anfängen findet sich keine Spur einer solchen Gleichsetzung. Auch in der Schöpfungsgeschichte des Alten Testaments steht kein Wort, das darauf schließen ließe. Die Ursünde, die Adam und Eva aus dem Paradies vertrieb, war eine Sünde der Neugier und des Hochmuts. Es war »der Wille zu wissen«, der die beiden ersten Menschen verleitete, als sie vom Teufel in Versuchung geführt wurden, die Frucht vom Baum der Erkenntnis zu essen. In gewissem Sinn wollten sie Gott eines seiner wichtigsten Attribute rauben. Der Körper nahm an dieser Verfehlung überhaupt nicht teil. »Und das Wort ward Fleisch«, heißt es im Johannesevangelium (I,14). Das »Fleisch« war mithin ganz unverdächtig, weil es von Jesus Christus ebenfalls erlöst wurde, als er beim letzten Abendmahl denen, die sein Fleisch aßen und sein Blut tranken (Brot und Wein), das ewige Leben versprach.

Allerdings gibt es einige frühe Ankündigungen für eine Verteufelung der Sexualität und der Frau bei Paulus, zweifellos aufgrund persönlicher Schwierigkeiten in seinem Leben. »Denn wenn ihr nach dem Fleisch lebt, so werdet ihr sterben müssen; wenn ihr aber durch den Geist die Taten des Fleisches tötet, so werdet ihr leben«, heißt es im Römerbrief 8,13. Das Fleisch »dient zu nichts«, weil Gott zur Prüfung der Sünde seinen eigenen Sohn eingesetzt hat, indem er ihm einen menschlichen Körper gab, einen »allzumenschlichen«, wie Nietzsche es nannte. Die Verdammung der »fleischlichen Sünde« wurde demnach durch eine geschickte ideologische Wendung herbeigeführt. Paulus war von dem Glauben an das nahe Weltende getragen und steuerte einen weiteren Stein zum antisexuellen Lehrgebäude bei: »Das sage ich aber, liebe Brüder: Die Zeit ist kurz. Fortan sollen auch die, die Frauen haben, sein, als hätten sie keine«, verkündet er im 1. Korintherbrief (7,29).

Der Begriff Unzucht taucht schon im Neuen Testament auf; von der Lüsternheit sprechen die Kirchenväter, und die Wollust schließlich faßt alle Sünden wider Gott im Kanon der »Todsünden« zusammen; er wurde zwischen dem 5. und dem 12. Jahrhundert etabliert und entwickelte sich allmählich zur Triade der heftigen Abneigung der Geistlichen gegen die Sexualität.

Paulus hat wohl diesen umfassenden Rückschritt nicht konzipiert, aber Augustinus (354–430), Zeuge und Vermittler der neuen Sexualethik des Christentums am Ausgang der Spätantike, verlieh ihr die existentielle und geistige Legitimität. Der Verfasser der *Bekenntnisse* und des *Gottesstaates* war Konvertit; seine Lebensgeschichte ist sehr gut bekannt. Als Sohn der frommen Christin Monika und des Patricius ging der junge Aufsteiger als Präfekt nach Nordafrika, im 4. Jahrhundert n. Chr. römische Kolonie, und war in Thagaste und Karthago, der Stadt der Göttin Venus, als Rhetoriklehrer tätig. Nach Jahren der Ausschweifungen und unstetigem Leben hatte er ein mystisches Erlebnis, als er in Mailand krank und gequält in einem Garten eine Stimme hörte, die zu ihm sprach: »Nimm, lies!« Er las in der Bibel beim Apostel Paulus: »Lasset uns ehrbar wandeln als am Tage, nicht in Schmausereien und Trinkgelagen, nicht in Buhlereien und Ausschweifungen, nicht in Streit und Eifersucht, sondern zieht den Herrn Jesus Christus an und pfleget das Fleisch nicht so, daß Begierden erwachen« (Römer 13,13–14). Schon vor seiner Bekehrung hatte Augustinus vorausgeahnt, daß »das Gesetz der Sünde in [seinen] Gliedern war«. Das tröstete ihn, und seine Mutter war außer sich vor Freude über diesen gewandelten Menschen, der sich jetzt wieder ihr und der Kirche zuwandte. Dieser »neue Mensch«, der Christ Augustinus, ging seinen Weg, fern vom Lärm der Tavernen, den leidenschaftlichen Begierden und den Martern des Körpers. Aus diesem Grund wurde häufig die Verurteilung der *luxuria* (Wollust) und der *gula* (Völlerei) verknüpft, außerdem exzessives Trinken und Essen *(crapula, gastrimargia)*.

Die Umwandlung der Erbsünde in eine sexuelle Verfehlung war in dieser Hinsicht durch ein mittelalterliches System möglich gemacht worden, das von symbolischem Denken berrscht war. Die Bibeltexte sind reich und vieldeutig; sie bieten sich für Interpretationen und Verzerrungen geradezu an. Die herkömmliche Deutung geht dahin, daß Adam und Eva in dieser Frucht die Substanz finden wollten, die ihnen erlaubte, einen Teil des göttlichen Wissens zugewinnen. Da es leichter war, das einfache Volk zu überzeugen, daß der Verzehr der Frucht mit der körperlichen Vereinigung zusammenhänge, wurde der ideologische und interpretative Schlenker ohne große Schwierigkeiten eingeführt. »Es hat ihnen nicht genügt, mit den Griechen Unsinn zu reden, sie wollten, daß die Propheten mit ihnen Unsinn redeten.

Das ist der klare Beweis, daß sie nicht erkannt haben, daß die Heilige Schrift von Gott kommt«, betont Spinoza im Zusammenhang mit den Kanzelrednern, die sich der Religion Christi bemächtigt haben und »nicht den Wunsch verspürten, das Volk zu belehren, sondern es zu Bewunderung hinzureißen, in aller Öffentlichkeit Abtrünnige zurückzuholen und nur neue ungewöhnliche Dinge vorzutragen, die geeignet sind, das gemeine Volk zum Staunen zu bringen.«[16] Der Einfluß des Augustinus vor allem war beträchtlich. Mit der bemerkenswerten Ausnahme Abaelards und seiner Schüler wiederholten die Theologen und Philosophen, daß die Erbsünde sexueller Natur war, ausgelöst durch Lüsternheit.

Am Ende eines langen Weges, nach schweren ideologischen Auseinandersetzungen und praktischen Hindernissen etablierte sich schließlich seit dem 12. Jahrhundert das System der Überwachung des Körpers und der Sexualität. Die Lebensführung einer Minderheit wurde auf die Mehrheit der Männer und Frauen in den Städten ausgedehnt. Aber es war schließlich die Frau, die für viele lange Jahre den schwersten Tribut dafür leisten mußte.

Das Weib sei dem Manne untertan

Die Glaubenslehre hatte den Körper also vollständig entwertet[17], und so hatte die Unterordnung der Frau auch eine spirituelle, nicht nur eine körperliche Wurzel. »Die Frau ist schwach«, notierte Hildegard von Bingen im 12. Jahrhundert. »Sie sieht im Mann das, was ihr Kraft geben kann, so wie der Mond seine Leuchtkraft von der Sonne empfängt. Deshalb ist sie dem Mann untertan und muß jederzeit bereit sein, ihm zu dienen.« Als Zweite und Zweitwichtigste war die Frau weder das Gegengewicht noch die Vervollständigung des Mannes. In einer Welt, wo Gesellschaft und Menschen zwangsläufig hierarchisch geordnet waren, »war der Mann oben, die Frau unten«, stellt Christiane Klapisch-Zuber fest.[18]

Sämtliche Bibelauslegungen der Kirchenväter seit dem 4. und 5. Jahrhundert (wie Ambrosius, Hieronymus, Johannes Chrysostomus und Augustinus) wurden ständig wiederaufgenommen und wiederholt. Auf diese Weise wurde die erste Version der Schöpfungsgeschichte, wie sie im Alten Testament zu lesen ist, vergessen zugunsten der zweiten, in der die Frau in viel ungünstigerem Licht erscheint. Gegenüber der Formulierung »Gott schuf den Menschen nach seinem Ebenbild«, also den Mann und die Frau, wählten die Kleriker die Version, wonach Eva aus einer Rippe Adams geschaffen wurde (1. Mose 2,21–27). Aus der Erschaffung ihres Körpers ergab sich also die prinzipielle Ungleichheit der Frau. Einige mittelalterliche Theologen fügten noch die Passage bei Augustinus ein, der die Unterlegenheit der Frau noch vor der Vertreibung aus dem Paradies ansetzt. Das Menschengeschlecht war demnach in zwei Teile zerschnitten: den oberen Teil (Verstand und Geist) auf der Seite des Mannes und in den unteren (Körper, Fleisch), das war die Frau. Die *Bekenntnisse* des Augustinus sind der Bericht einer Bekehrung. Darin erzählt der spätere Bischof von Hippo auch, daß die Frau ganz allgemein – speziell seine eigene – ein Hindernis in seinem neuen Leben als Mann der Kirche war.

Sehr viel später wich Thomas von Aquin (um 1224–1274) teilweise von dem Weg ab, den Augustinus vorgezeichnet hatte, ohne der Frau jedoch die Freiheit oder die Gleichheit wieder zurückzugeben. Er war von der Idee des Aristoteles durchdrungen (384–322 v. Chr.), daß »die Seele die Gestalt des Körpers« ist, und lehnte das Argument des Augustinus von den zwei Ebenen der Schöpfung ab und widerlegte es. Seele und Körper, Mann und Frau seien zur selben Zeit geschaffen worden. Beide seien demnach Sitz der göttlichen Seele. Allerdings besitze der Mann mehr Verstandesschärfe, und sein Samen sei der einzige, der bei der Zeugung das Menschengeschlecht fortdauern lasse und den Segen Gottes empfange. Die Unvollkommenheit des weiblichen Körpers, wie sie im Werk des Aristoteles und seines mittelalterlichen Lesers Thomas von Aquin behauptet wird, erklärt die ideologischen Wurzeln der weiblichen Minderwertigkeit, die von Anfang an natürlich und körperlich gewesen sein soll. Trotzdem hält Thomas von Aquin an einer theoretischen Gleichheit von Mann und Frau fest und bemerkt dazu, daß Gott, wenn er die Frau als dem Mann überlegenes Wesen hätte schaffen wollen, sie aus Adams Kopf erschaffen hätte, wenn aber als unterlegen, dann aus seinen Füßen. Aber er erschuf sie aus der Körpermitte des Mannes, um beider Gleichheit zu betonen. Hervorzuheben ist auch, daß die Kirche bei der Regelung der Heirat das gegenseitige Einverständnis der Ehepartner forderte; auch wenn diese Vorschrift nicht immer befolgt wurde, bedeutete sie einen Fortschritt im Status der Frau. So kann man zwar nicht eindeutig sagen, ob der bedeutende Aufschwung der Hochzeitszeremonie Rückwirkungen auf das Ansehen der Frau hatte, aber die Erhöhung einer weiblichen göttlichen Figur konnte der Frau eine gewisse Würde verleihen, insbesondere der Mutter und durch die heilige Anna auch der Großmutter.

Der Einfluß des Aristoteles auf die Theologen im Mittelalter brachte der Situation der Frau keinen Vorteil. So wurde sie in der Nachfolge des Philosophen als »unvollkommener Mann« betrachtet. Diese körperliche Schwäche hatte »unmittelbare Auswirkungen auf ihren Verstand und ihre Willenskraft«; sie »erklärte die Unkeuschheit, die ihr Verhalten prägte; sie nahm auch Einfluß auf ihre Seele und ihre Fähigkeit, sich zum Verständnis des Göttlichen aufzuschwingen«, heißt es bei Christiane Klapisch-Zuber. Der Mann sollte demnach Führer und Begleiter dieser Sünderin sein. Und die Frauen, die große Gruppe der Stillen in der Geschichte, sollten zwischen »Eva und Maria, Sünderin und Erlöserin, bösem Eheweib und höfischer Dame hin- und herpendeln«.[19]

Die Frau mußte mit ihrem Körper den Hokuspokus der Theologen bezahlen, als sie die Erbsünde in eine sexuelle Vefehlung verwandelten. Nach Thomas von Aquin, der sich mitunter nach der allgemeinen Meinung richtete, war sie nur ein blasses Abbild der Männer, das Ebenbild Gottes finden wir im Mann in einer Weise, die bei der Frau nicht zutage tritt«; sie war sogar in ihrer biologischen Natur unterlegen, weil die damalige wissenschaftliche Unkultur keine Ahnung vom Eisprung hatte und die Befruchtung ausschließlich dem Mann zuschrieb. »Dieses Mittelalter war männlich«, stellt Georges Duby fest. »Alle Äußerungen, die mir begegnen und mich darüber informieren, stammen von Männern, die überzeugt sind, daß ihr Geschlecht das überlegene sei. Ich höre nur sie. Und doch höre ich sie dort vor allem von ihrem Verlangen, also von den Frauen reden. Sie haben Angst vor ihnen, und um sich zu beruhigen, verachten sie die Frauen.« Gute Frau und gute Mutter – die Ehren, die der Mann ihnen erweist, gleichen mitunter Schmähungen, wenn man sich den Wortschatz annschaut, der unter Arbeitern und Handwerkern im 15. Jahrhundert üblich war. Sie sagten, daß sie die

Frauen »reiten«, »anschreien«, »herunterputzen« oder »vermöbeln«. »Der Mann geht zur Frau wie auf den Abtritt – um ein Bedürfnis zu befriedigen«, so Jacques Rossiaud.[20]

Zur selben Zeit versuchten die Beichtväter die männlichen Triebe durch Verbote zu zügeln, aber sie überwachten auch die Prostitution in den Bordellen und öffentlichen Bädern, die man zur Entspannung aufsuchte. Die Prostituierten, deren »Lage beschämend« war und die »nicht das waren, was sie als Lohn bekamen«, sagt Thomas von Aquin, hielten sich in großen oder kleineren städtischen oder privaten Freudenhäusern, auch in Bädern und anderen Bordellen auf. Sie kamen aus den Außenbezirken der Städte, wo sie »das älteste Gewerbe der Welt« betrieben. Oft genug wurden sie von jugendlichen Banden gepeinigt, die selbst ihre Männlichkeit beweisen und stärken wollten. Verbannt aus der Gesellschaft und zugleich in regulierender Funktion, lebten die Prostituierten mit ihrem Körper alle Widersprüche der mittelalterlichen Gesellschaft.

Wundmale und Geißelung

Der Schmerz *(dolor)* der Frauen ging auf die Theologie und auf die Bibel zurück, aber die freiwillige Übernahme von körperlichem Schmerz in der Nachfolge des leidenden Christus verbreitete sich nur für kurze Zeit und nicht überall in Europa mit den Stigmen und der Geißelung.

Stigmen waren die Wundmale Christi, die ihm auf seinem Leidensweg zugefügt wurden. Paulus verwendet den Begriff für die Striemen von den Schlägen, die er aus Liebe zum Herrn auf sich nahm (Galater 6,17), und Hieronymus verlieh ihnen eine asketische Bedeutung. Sie regten im 13. Jahrhundert ein neues Phänomen an, das freiwilig oder unfreiwillig übernommen wurde. Zu den ersten bekannten Stigmatisierten gehörte die Begine Marie d'Oignies (gest. 1213). Die berühmteste Stigmatisierung, die großes Aufsehen erregte und als Glanzpunkt in die Kirchengeschichte einging, erlebte Franz von Assisi im Jahr 1224, zwei Jahre vor seinem Tod. Die Stigmen der Begine Élisabeth de Spalbeck (gest. 1270) ließen an jedem Freitag Ströme von Blut fließen, und am Kopf sah man Einstiche von Dornen. Die Stigmen der heiligen Katharina von Siena (gest. 1380), die sie während einer Verzückung im Jahr 1375 empfing, waren nicht sichtbar und äußerten sich in heftigen inneren Schmerzen. Die Stigmen waren ein Aspekt der um sich greifenden Bewegung körperlicher Identifizierung mit dem leidenden Christus; seit dem 13. Jahrhundert wurde sie zum Siegel der Heiligkeit, ein Zeichen der Ausgießung des Heiligen Geistes. Aber sie betrafen nur eine kleine Gruppe von Menschen und hatten nur sehr geringen Einfluß auf die Kriterien der Heiligkeit, die vor allem auf der Ebene der Frömmigkeit und des heiligmäßigen Lebens blieben und überwiegend bei Frauen anzutreffen waren.

Die Geißelung geschah ebenfalls in der Nachfolge des leidenden Christus, wurde aber von der Kirche fast immer mit Argwohn und Ablehnung betrachtet. Die Flagellantenumzüge waren von Laien und da vom einfachen Volk getragen, als eine Art Wallfahrt, bei der man das Kruzifix und Fahnen mitführte, barfüßig und nur halb bekleidet, umgeben von Beifallrufen der Menge und liturgischen Gesängen. Diese Umzüge waren von einem klassischen Bußritual begleitet, der Selbstgeißelung. Sie gaben sich auch als Friedensbewegungen aus. Die Rituale tauchten vor allem in Zeiten sozialer und religiöser Krisen auf, insbesondere unter dem Einfluß millennaristischer Bewegungen. Speziell im 13. Jahrhundert entsprangen sie den Theorien des Joachim von Fiore. Den ersten Höhepunkt der Geißlerbewegung sah man im Jahr 1260; sie ging von Perugia aus und verbreitete sich in Norditalien und nördlich der Alpen, in der Provence bis zum Elsaß, in die deutschen Gebiete, Ungarn, Böhmen und Polen. Eine weitere große Krise kam 1349, ausgelöst durch die Schwarze Pest, vor allem in Deutschland und in den Niederlanden. Die Flagellanten begingen schwere Gewalttaten, häufig gegen die Kirche und gegen die Juden gerichtet. Die Geißelung wurde nicht in die asketischen Übungen der Mönche einbezogen. Sie bewies durch die geringe Verbreitung, daß das Vorbild des leidenden Christus keine nennenswerte Marterung des eigenen Körpers auslöste. Diese blieb im Abendland Gegenstand des Respekts, ja sogar des abseitigen Lustgewinns wie beim Sadomasochismus.

Der Dünne und der Dicke

Die umfassende Unterdrückung des Körpers beschränkte sich allerdings nicht auf die Sexualität oder die freiwillige Selbstquälung einer fanatischen religiösen Minderheit. Wie schon dargelegt, wurde die Wollust immer häufiger mit der *gula* (Schlund) verknüpft; die übliche Übersetzung »Völlerei« ist nicht ganz treffend, weil sich die Empfehlungen der Kirche an den Mund und an die Freuden beim Essen richten. Sünden des Körpers und Sünden des Mundes wogen gleich schwer. Auch übermäßiges Trinken wurde verboten, teils weil die Bekehrung zum Christentum meist bei Bauern und »Barbaren« stattfand, die ganz versessen auf Trinkgelage waren, und das mußte man jetzt eindämmen; teils aber auch, weil sich die Sünden des Fleisches, also das ganze Wohlleben, und die Sünden der sexuellen Ausschweifung häufig bei Trunkenheit vermengten. Auch Verstopfung wurde als Sünde gewertet. Enthaltsamkeit und Fasten gaben deshalb dem Leben des Menschen im Mittelalter den Rhythmus vor. Die Beherrschung des Körpers war begleitet von der Einteilung der Zeit, ebenso wie des Raumes, letztere eine Grundkategorie einer durch und durch hierarchisch aufgebauten Gesellschaft.

Diese ganz andere Welt und die andere Art der Einwirkung auf den Körper kam hauptsächlich in der Fastenzeit, den 40 Tagen der Buße und Enthaltsamkeit. Seit dem 4. Jahrhundert gingen sie als Vorbereitung dem Osterfest voraus, danach wurden sie auch auf die Zeit vor Weihnachten und vor Pfingsten ausgedehnt. Im Volksleben war der Fastnachtsdienstag (»der fette Dienstag«) der Tag des Karnevals, weil er dem Aschermittwoch vorausging, der die Fastenzeit einleitete. »Karneval« wurde sogar personifiziert und eine populäre Figur, genauso wie sein Gegenstück, die »alte Fastenzeit« und ihr Gefolge von Büßern. Während der Fastenzeit war Abstinenz Pflicht, auch wenn der Verzehr von Fisch und Milchspeisen erlaubt war. Andere Fastenzeiten, die kürzer und sporadisch angesetzt waren, begleiteten sie oder traten an ihre Stelle.

In gewisser Hinsicht, so kann man annehmen, war für die Geistlichen das Leben eine Kette von ewigen Fastenzeiten. Zahlreiche Konvente, aber auch Dörfer legten in der Nähe künstliche Teiche an, wie man sie heute noch sehen kann. Tümpel und Teiche boten damit einen regelrechten Vorrat an Fisch für die Fastenzeit und für den täglichen Bedarf.

Die Enthaltsamkeit wurde relativ genau befolgt, sogar bei den Laien, wie Jean-Louis Flandrin[21] gezeigt hat; vorher hatte man üblicherweise behauptet, daß die Fastenzeiten nicht beachtet wurden. Flandrin belegt – auch wenn die Angaben, die er analysiert, überwiegend aus Kategorien stammen, die von der Gesellschaft favorisiert wurden –, daß die Kurve der Geburten neun Monate nach Fastenzeiten ganz nach unten ging, was beweist, daß die Verbote befolgt wurden. Die Kirche untersagte nämlich ganz streng den Beischlaf während der Tage der Buße.

Der Dicke gegenüber dem Dünnen, ein Karneval, der sich mit der enthaltsamen Fastenzeit streitet – dieser ewige Wechsel prägte den Körper des Menschen im Mittelalter. Pieter Brueghel hat das auf seinem Gemälde *Der Kampf zwischen Karneval und Fastenzeit* wunderbar in Szene gesetzt.

Die Rache des Körpers

Der Kirche gelang es zwar, das Heidentum auszulöschen, aber das, was die christlichen Lehrmeister für die »Antikultur« hielten, überdauerte und tauchte wieder auf. Im einfachen Volk gingen mit dem neuen Aufleben des Körpers auch die Geißelungen und die Abtötungen des Körpers einiger Fanatiker einher. »Man weiß nicht, was der Körper vermag«, bemerkt Spinoza in seiner *Ethik*.[22] Aus dem Blickwinkel des Historikers kann man zumindest konstatieren, daß er sich gegen die Verurteilung sträubte, sogar unter dem Joch und unter der ideologischen Kontrolle, die damals die mächtigste war.

Vor allem im ländlichen Milieu – das wie gesagt 90 Prozent des Territoriums und der Bevölkerung Europas ausmachte – hielten sich heidnische Bräuche und vermehrten sich sogar. Man sagt, daß sich die Phantasien länger halten als die täglichen Gewohnheiten. So tauchte das Schlaraffenland, eine der seltenen Utopien im Mittelalter, in Einzelheiten in einer Fabel aus dem Jahr 1250 auf. Sie beschreibt ein Phantasieland, wo man nicht arbeitet und alles Überfluß und Wonne ist. Die Gemüsefelder stehen bereit zum Verspeisen, die Zäune bestehen aus Würsten, die, sobald man sie wegnimmt, wieder wachsen. Fertig gebratene Lerchen fallen den glückseligen Bewohnern dieses Phantasielandes in den Mund, und die Woche besteht aus vier Donnerstagen, dem traditionellen freien Tag an den französischen Schulen, bevor er vom Mittwoch als arbeitsfreier Nachmittag abgelöst wurde.

Überfluß wechselte sich für den Körper mit enger geschnalltem Gürtel ab, Schlemmen mit Askese; die Festlichkeiten im Karneval mit ihren Tänzen, den *caroles*, die der Klerus für obszön hielt, mit der enthaltsamen Fastenzeit. Die abendländische Kultur ist auf der symbolischen Ebene ein Ergebnis dieser Spannung zwischen Fasten und Karneval. Wie schon gezeigt, stammt die Zeit der Enthaltsamkeit der neuen Religion, dem Christentum, und nirgends offenbart sich das Beharren der alten »Antikultur« deutlicher als im Karneval, der sich im 12. Jahrhundert regelrecht einbürgerte – und das genau in der Zeit, als sich die Gregorianische Reform durchsetzte. Er erreichte seinen Höhepunkt im 13. Jahrhundert, vor allem in den Städten. Karneval, das war Schlemmen, übermütiges Treiben und Wohlleben.

Ungeachtet der Forschungsarbeiten über die ländliche Kultur fehlen uns die Angaben über diese befreiten Körper in den endlosen Festen für den Mund und das Liebesverlangen. Es wirkt aber immer so, als hätte der sexuelle Aspekt nicht dieselbe Bedeutung bekommen wie etwa im Karneval von Rio. Und doch kehrte die Zeit des Dionysos mit dem Karneval zurück. In direkter Nachfolge der ersten Ethnologen hat Emmanuel Le Roy Ladurie eindrucksvoll gezeigt, wie der Karneval von Romans[23], ein ausgedehntes winterliches Fest im 16. Jahrhundert zwischen Mariae Lichtmeß und Aschermittwoch, den Bewohnern dieses kleinen Orts in der Dauphiné Gelegenheit gab, »ihr Heidenleben zu begraben«, »sich einer allerletzten heidnischen Ausschweifung hinzugeben, bevor sie in die Zeiten der Askese eintauchten«, die von der Kirche festgesetzt waren, also »vor der trübseligen Fastenzeit«. Alles, was die Kirche unterdrückte, kam während dieser ganzen Periode der Maskeraden zum Vorschein, wenn alle Werte auf den Kopf gestellt wurden und die Satire um sich griff. »Der verdauende Körper ist König«, fährt Le Roy Ladurie fort beim Bild des Bonhomme, des guten Kerls, einer typischen Figur im Schlaraffenland. Er verteilt zur Freude aller die appetitlichsten Speisen und wird schließlich am Vorabend der Fastenzeit erst ausgepeitscht und dann getötet.

Schlange aus Stein und Weidenkorb in Drachenform

Michail Bachtin hat in seiner berühmten Studie über Rabelais[24] auf anregende Weise gezeigt, daß die Fastenzeit der mittelalterlichen Tristesse, aber der Karneval dem Gelächter und der Renaissance entstamme. Dieser Ansatz gibt die Fakten allerdings sehr verzerrt wieder; zum einen weil es die Renaissance in diesem Sinne nicht gegeben hat[25], zum andern weil die Gegenüberstellung von Fastenzeit und Karneval schon im Mittelalter sichtbar war, wie die Geschichte des Portals der Kathedrale Notre Dame de Paris belegt. Dieses Portal wollen wir uns etwas genauer anschauen.[26] Es ist zweiteilig; die eine Seite ist dem heiligen Marcellus, die andere dem heiligen Dionysius (Saint-Denis) gewidmet.

Marcellus (gest. 436) war wohl der neunte Bischof von Paris, er gilt als Schutzpatron der Stadt. Venantius Fortunatus, sein Biograph und Hagiograph, berichtet von seiner niederen Herkunft, seiner volkstümlichen Heiligkeit und von dem überraschenden sozialen Aufstieg mit der Bischofsweihe. Im frühen Mittelalter wurde die hohe Geistlichkeit grundsätzlich aus Adelskreisen ausgewählt, aber die Ernennung des Marcellus war sozusagen einem Wunder zu verdanken, genauer einer ganzen Serie von Wundern, durch die es diesem ganz unedlen Heiligen gelang, die Herzen der Bewohner von Paris zu gewinnen. Das bedeutendste Wunder war für sie, daß er ein Monstrum – Schlange oder Drachen – zähmen konnte, das rund um Paris Angst und Schrecken verbreitete, genauer im Flußtal der Bièvre, dem heute der Boulevard Saint-Marcel folgt, Schauplatz des Wunders. Vor dem versammelten Volk trat Marcellus diesem Untier entgegen, von dem der Klerus glaubte, es sei das Symbol des Teufels oder Satans, genauso wie es in der Schöpfungsgeschichte dargestellt ist. Diese Tat war der Höhepunkt seiner wundertätigen und gesellschaftlichen Laufbahn. Obwohl andere lokale Heilige mit dem Namen Marcellus verehrt wurden (Papst Marcellus, Märtyrertod unter Kaiser Maxentius im Jahr 309, oder Marcellus von Chalon), schien die Verehrung »des heiligen Marcellus Drachenjäger« einen bedeutenden Aufschwung zu nehmen. Zwischen dem 10. und dem 12. Jahrhundert wurden seine Reliquien sogar in die Kathedrale Notre Dame de Paris überführt und an der Seite der Reliquien der heiligen Genoveva aufbewahrt.

Aber im Lauf der Geschichte wurde Marcellus von einem weiteren Schutzpatron in den Schatten gestellt: Dionysius (Saint Denis), zu dessen Ehren König Dagobert (gest. 638) eine Abtei bauen ließ, die heutige Basilika Saint-Denis. Sie stieg zum Zentrum des kapetingischen Königtums und des französischen Nationalgefühls auf. So trat die Verehrung des heiligen Marcellus allmählich in den Hintergrund und wurde etwa im 13. Jahrhundert ganz vergessen. Sein Drachen wurde Gegenstand eines Mißgeschicks und einer Neuinterpretation, die man auf dem Portal betrachten kann. Der heilige Marcellus, der im Jahr 1270 über dem Portal der heiligen Anna in Stein gehauen wurde, tötet den Drachen, indem er dem Untier seinen Krummstab in die Gurgel stößt, während er doch in der Legende bei Venantius Fortunatus den Drachen nur aus der Stadt verweist. Die Erklärung für diese platte Vereinfachung ist ganz im Zusammenhang mit der Spannung zwischen Fastenzeit und Karneval zu finden, wie sie das lange Mittelalter durchzieht. Der merowingische Drachen des heiligen Marcellus ist vielleicht gar nicht das Symbol für den Teufel, das die Kirche sich ausgedacht hat.

Deshalb ist die Bedeutung des Sieges über den Drachen, ein reales legendäres Phänomen, das die kollektiven Mentalitäten verrät, viel eher im Sozialen, Volkstümlichen, Psychologischen und Materiellen als im Spirituellen zu sehen: Der heilige Drachentöter besiegte einen Feind der Bevölkerung und nicht den Satan aus der Bibel. Mit dieser Tat kleidet er sich in den Amtsrock eines Bürgermeisters und nicht in den Habit eines Bischofs. Er war der Jäger und nicht der Hirte, auch viel eher der Bezähmer als der Töter: Marcellus brachte das Tier nicht um, so wie der heilige Georg den Drachen niederstach, sondern er zähmte es, indem er ihm seine Stola um den Hals schlang, so bei Venantius. Der Drachen war in den verschiedenen Kulturen Symbol für die unterschiedlichsten Bereiche: Personifizierung der fruchtbringenden und der zerstörerischen Kräfte des Wassers in Ägypten, Symbol der Sonne in China; anthropologische Studien haben das belegt. Die Schlange oder der Drachen des heiligen Marcellus wirkt viel eher wie der Drachen der wiedererstandenen Folklore. Louis Dumont hat festgestellt (*La Tarasque*, 1951), daß eine vergleichbare Zähmung eines Untiers im 15. Jahrhundert in der Prozession der Tarasque (eines Wesens halb Drachen, halb Fisch) in Tarascon gezeigt wurde.

In Paris hat sich der Karneval im Umfeld von Bittprozessionen entwickelt, den Liturgien unter freiem Himmel, die irgendeine Gefahr oder Plage abwenden sollten. Dabei warf das fröhliche Volk Obst und Kuchen in den Schlund eines großen Drachen aus Weidengeflecht. Diese Schlange ist zwar das Untier des heiligen Marcellus, aber weit entfernt von der kirchlichen Version an der Kathedrale Notre-Dame. Es handelt sich um Volksbräuche, Manifestationen der heidnischen Kultur, die sich erhalten haben. Diese Prozessionen stützen sich auf das Gedenken an den heiligen Marcellus, um angesichts der kommenden Fastenzeit an die Gegenfigur der Kultur zu erinnern: an Karneval. Die Schlange aus Stein am Kirchenportal gegen den Drachen aus Weidengeflecht: Der Kampf zwischen Fastenzeit und Karneval durchdringt die Realität und die Phantasie des abendländischen Mittelalters.

Die Arbeit zwischen Mühsal und schöpferischem Tun

Die Spannung zwischen Lobpreis und Verurteilung des Körpers zog sich durch alle Bereiche des sozialen Lebens, wie der Rang, den man der körperlichen Arbeit zuwies, deutlich zeigt. Sie wurde im Lauf der Zeit, aber auch abwechselnd und mitunter gleichzeitig verachtet und hoch geschätzt. Die

Sprachgeschichte des Mittelalters bezeugt es. Die beiden Vokabeln für Arbeit waren *opus* und *labor.* Das Wort *opus* (Werk) stand für schöpferische Arbeit, es war das Wort in der Schöpfungsgeschichte, das die Arbeit Gottes beschrieb, der Himmel und Erde schuf und den Menschen nach seinem Ebenbild. Daraus war das Verb *operari* abgeleitet, ein Werk schaffen, und *operarius,* der Schaffende. *Labor* dagegen bedeutete mühevolle Arbeit und war mit einer vorangegangenen Verfehlung oder mit Buße verknüpft. Hinzufügen muß man noch den Begriff *ars* (Beruf, Handwerk) und damit zusammenhängend *artifex* (Handwerker); er war positiv belegt, aber auf den technischen Bereich beschränkt. Das französische Wort *travail* tauchte übrigens erst im 16. und 17. Jahrhundert auf und war aus dem spätlateinischen *tripalium* abgeleitet, dem Wort für eine Vorrichtung aus drei Pfählen, mit der man widerspenstige Tiere beim Beschlagen festhalten konnte. Ganz allgemein wurde es dann für ein Folterinstrument verwendet.

Die Berufe entgingen im Mittelalter nicht dieser doppelten Tendenz von Wertschätzung und Verachtung. *Le Livre des métiers,* das Buch der Berufe, zusammengestellt vom königlichen Vogt zu Paris Étienne Boileau im Jahr 1268, führt etwa 130 auf. Aber das Tabu der Sexualität, des Blutes und des Geldes trennt die erlaubten Berufe von den unerlaubten Tätigkeiten. Prostituierte, Wundärzte und Händler waren die Leidtragenden der Verurteilung dieser unterschiedlichen Formen von Beschmutzung. In der Bibel findet man zahlreiche Beispiele für die Verurteilung der Arbeit, allerdings mit einigen bemerkenswerten Ausnahmen. Vor der Vertreibung aus dem Paradies heißt es: »Und Gott der Herr nahm den Menschen und setzte ihn in den Garten Eden, daß er ihn baute und bewahrte.« (1 Mose 2,15) Aber dann wird der Mensch mit der Arbeit bestraft: »Im Schweiße deines Angesichts sollst du dein Brot essen.« (2,19) Und schließlich: »Da wies ihn Gott der Herr aus dem Garten Eden, daß er das Feld baute, davon er genommen ist.« (3,23) Hier wird sogar sogar eine Parallele zwischen irdischer und paradiesischer Arbeit hergestellt. An der Seite des Mannes, der zur Arbeit verurteilt ist, wird die Frau »unter Schmerzen« ihre Kinder gebären (3,16).

Im frühen Mittelalter, also zwischen dem 5. und dem 11. Jahrhundert, wurde die Arbeit als Strafe betrachtet, als Konsequenz der Erbsünde. In der griechisch-römischen Welt unterschied man zwischen den arbeitenden Sklaven und ihren Herren, die sich dem *otium,* der Muße und dem Müßiggang, hingaben – *otium cum dignitate,* ehrenhafter Müßiggang, so war es später, als die Arbeit wieder hohes Ansehen hatte, die Muße in den Klöstern. Das wirkte sich auf die Gepflogenheiten der Feudalgesellschaft aus, in der Geistliche der höheren Ränge (Bischöfe, Kanoniker, Äbte) überwiegend aus dem Adel stammten. Auch die Gewohnheiten der »Barbaren« und der kriegführenden Gruppen, die nur allzu gut von der Beute lebten, die sie den ausgeplünderten Völkerschaften wegnahmen, trugen dazu bei, daß die körperliche Arbeit verachtet wurde, genauso wie das Privileg, das die jüdisch-christliche Kultur dem kontemplativen Leben zugestand. Bis zum 12. Jahrhundert waren die Mönche fast ausschließlich Benediktiner. Die Regel des heiligen Benedikt schrieb zwar körperliche Arbeit vor, aber im Sinne von Buße, von Gehorsam gegenüber dem Gesetz der Sühne, das dem Menschen seit der Vertreibung aus dem Garten Eden auferlegt war. Die *laboratores,* das waren die Bauern *(agricolae, rustici);* sie bearbeiteten das Land. Seit dem 8. Jahrhundert waren die Begriffe, die von dem Wort *labor* abgeleitet waren, wie etwa *labores,* was eher die Früchte der Arbeit als die Mühsal bedeutet, die greifbaren Anzeichen für eine höhere Bewertung der bäuerlichen Arbeit.

Das Wesen der Arbeit schwankte also zwischen »edel« und »unedel« hin und her. Der Widerstreit zwischen Spiritualität und aktivem Leben trat sehr deutlich zutage, wie auch in den Evangelien die Figur der kontemplativen Maria der arbeitenden Martha gegenübergestellt wird. Die Mönchsorden schufen sogar einen Typ von geteilter Gesellschaft unter den Mönchen: Die einen widmeten sich ausschließlich dem geistlichen Leben, und die anderen, Laienbrüder oder Konverten, Angehörige des zweiten Ordens, sorgten mit körperlicher Arbeit für den Unterhalt der Gruppe. Übrigens gibt es heute immer noch Laienbrüder oder Konverten in den Bettelorden, ein Stein des Anstoßes für zahlreiche moderne Franziskaner und Dominikaner, die in diesem überkommenen heiklen Problem eine Art »Klassenkampf« innerhalb der katholischen Kirche sehen wollen. Ein semantischer Kompromiß ist jetzt schon gefunden worden: Man verzichtet auf den Begriff »Laie«, abgeleitet vom mittelalterlichen *laicus,* weltlich, zugunsten von »mitarbeitender Mönch«, was für das beginnende 21. Jahrhundert passender erscheint.

Seit dem 11. und bis zum 13. Jahrhundert vollzog sich eine Revolution der Mentalität: Die Arbeit wurde aufgewertet, gelobt und gerechtfertigt, allerdings mit Vor- und Nachteilen. Die Vagabunden wurden verjagt oder zur Zwangsarbeit bestimmt. Andererseits wurden verachtete oder unerlaubte Berufe rehabilitiert, die bisher den Geistlichen untersagt und den Laien abgeraten wurden, wie etwa solche, bei denen zwangsläufig Blut vergossen wird, Schlachter oder Chirurg, oder andere, die mit Schmutz in Berührung kommen, wie die Färber, auch solche, die mit Fremden zu tun haben, wie die Besitzer von Herbergen, weil sie zugleich in Verdacht standen, mit Prostituierten Kontakt zu haben. Nur die Prostitution als Gipfel der Lüsternheit und die Gaukler mit ihren Taschenspielertricks, Urbild einer Handfertigkeit, die der dämonischen Besessenheit ähnelte, waren im 13. Jahrhundert grundsätzlich verboten.

Diese Renaissance im 12. Jahrhundert, die sich, abgesehen von der Rückkehr zu den Klassikern der Antike, auf die Vernunft stützte und die Zeitgenossen in »moderne« Neuerer und Erfinder verwandelte (der Aufschwung der Scholastik, der sich unter anderem in den Universitäten zeigte), war getragen von der Idee, daß der Mensch nach dem Ebenbild Gottes erschaffen ist. Der arbeitende Mensch wurde eher als »Mitwirkender« Gottes begriffen, als schöpferisches Wesen, und nicht als Sünder. Jedes Individuum, jeder Berufsstand berief sich auf seinen Status als Arbeitender, sogar Ludwig der Heilige, der seinen »Beruf eines Königs« ausübte: Richter, Friedensstifter, Kriegsherr.[27] Eine regelrechte Mode bemächtigte sich der Arbeit. Das ging so weit, daß ein Sprichwort – »Arbeit geht über Heldentaten« – ganz klar zum Ausdruck brachte, ein tapferer Ritter, der sich dem Kampf und der höfischen Minne widme, stehe hinter der Würde und dem Wert der Arbeit zurück.

In diesem Zusammenhang ist auch Franz von Assisi (um 1181–1226) zu erwähnen, der zu den eindrucksvollsten Gestalten des Mittelalters als Vorläufer der Moderne gehört. Er konnte sich zunächst nicht zwischen Arbeit und Betteln entscheiden; letzteres galt für Laien als beschämend. Was ist besser: sein Leben mit Arbeit zuzubringen oder als Bettler von Almosen zu leben? Er entschied sich schließlich für das Betteln, weil er darin eine Art höheren Gottesdienst erblickte. »Armut in Fröhlichkeit«, das war sein Motto, sein Leitspruch, sein Entschluß, »dem nackten Christus nackt zu folgen«.[28]

Aber der Widerstand gegen die Hochschätzung der körperlichen Arbeit formierte sich. »Ich bin kein Handarbeiter«, erklärte der Dichter Rutebeuf.[29] Es war seine Art, für sich den Begriff »Arbeiter« wieder zurückzunehmen, der ihm seine adligen Vorrechte genommen hatte; zu seinem Vorteil zog er sich in die zweigeteilte Welt der alten Hierarchie zurück. Ich bin schöpferisch tätig, aber nicht mit meinen Händen, will er damit sagen. Die geistige Arbeit bekam damit ihren Wert und ihre öffentliche Anerkennung, vor allem innerhalb der Universitäten.[30] Die Teilung der Arbeit ging immer weiter, zum Vorteil der Klasse der Besitzenden, die den Arbeiter und den Bauern auf den Ackerboden und das Handwerkszeug festlegte.

Die Reaktion auf diese Unterwerfung unter niedere Tätigkeiten findet sich neuerlich in der Phantasie der Menschen mit dem Schlaraffenland im *Roman de la rose,* der das Goldene Zeitalter und das Ideal der Faulheit heraufbeschwört. Aber nicht nur in der Phantasie, auch in revolutionären Bewegungen findet man sie, so wie im 14. Jahrhundert ein führender Redner der Bauernrevolte in England erklärte: »Als Adam grub und Eva spann, wo war da der Edelmann?« Auch das war eine Art, die gesellschaftliche Hierarchie zu verurteilen und darzutun, daß das Menschenleben auf der Arbeit beruht, von der sich der Adel distanziert hatte – zu seinem größten Vorteil.

Die Gabe der Tränen

»Ich hatte eine schwere Krankheit, die meine Jugend verdüsterte, aber für einen Historiker sehr passend: Ich liebte den Tod. Ich lebte neun Jahre lang an der Pforte zum Friedhof Père Lachaise, damals mein einziger Spazierweg. Danach lebte ich zur Bièvre hin, inmitten großer Gärten von Klöstern, die ja auch eine Art Gräber sind. Ich führte ein Leben, das die Leute wohl als eingegraben bezeichnet hätten; nur in Gesellschaft der Vergangenheit, und meine Freunde waren untergegangene Völker. Indem ich ihre Legende neu erzählte, weckte ich in ihnen tausend verwehte Dinge wieder auf. Einige Ammenlieder, deren Geheimnis ich kannte, waren ein sicherer Erfolg. Auch an meinem Tonfall glaubten sie einen der Ihren zu erkennen. Die Gabe, die sich Ludwig der Heilige so sehr wünschte und nicht erhielt – ich besaß sie: ›die Gabe der Tränen‹.«

Dieser wunderbare Text stammt von Jules Michelet, dem Romantiker unter den Historikern, »Erwecker« der Toten und Ausgleicher von Unrecht. Der kurze Auszug aus dem Vorwort von 1869, als er sein Werk *Moyen Âge* veröffentlichte, berichtet von seiner Methode, die untrennbar mit dieser »Krankheit« in der Jugend verknüpft ist, aber auch von einer Art Gnade, die ihm zuteil wurde, von der »Gabe der Tränen«. Er legt den Akzent auf eine für Ludwig den Heiligen belegte Tatsache, einen heiklen Punkt, eine Achillesferse gewissermaßen: Der König hatte Schwierigkeiten zu weinen, und deshalb liebte er die Tränen. Er war sogar ganz versessen auf sie, weil sie für ihn ein zustimmender Wink Gottes für sein Leben in Gehorsam und Buße waren, der Beweis, daß Gott seine Frömmigkeit guthieß, indem er ihm Ströme von reinigenden Tränen über die Wangen fließen ließ. Und doch, so berichtet sein Beichtvater Geoffroy de Beaulieu, »wünschte sich der gottselige König nichts mehr als die Gnade der Tränen«, und er klagte bei seinem Beichtvater, daß ihm die Tränen fehlten, und er gestand ihm sanft, demütig ganz im Vertrauen, daß er, sobald in der Messe die Worte »O Herr, wir bitten dich, uns einen Strom von Tränen zu schenken« gesprochen wurden, bei sich in Demut sprach: »O Herr, ich wage nicht, um einen Strom von Tränen zu bitten; mir würden kleine Tränentropfen genügen, um die Dürre meines Herzens zu befeuchten.« Mitunter gestand er auch seinem Beichtvater ganz beschämt, daß ihm Gott der Herr beim Gebet manchmal einige Tränen zugestand; wenn er sie über seine Wangen rollen spürte, sachte bis hinunter zum Mund, dann schmeckte er sie behutsam nicht nur mit der Seele, sondern auch mit der Zunge.

Dieses große Verlangen nach Tränen, wie es einem hilflosen König zugeschrieben wird, zeigt das, was man als trockene, vergebliche Reue bezeichnen kann. Ludwig der Heilige wird zwar nirgends in den Biographien als weinend beschrieben, aber er hörte nie auf, um eine »Quelle der Tränen« zu flehen, also um ein Zeichen der göttlichen Gnade und nicht nur um das, was die mönchische Tradition für ein Verdienst, einen Lohn, eine Billigung der Reue hielt.

Wie konnte es geschehen, daß diese offene Bekundung von Schmerz und Trauer beim Menschen ein hoher Wert wurde? Der ideologische Anstoß für diese große Wende kam wieder einmal vom Christentum. Die Historikerin Piroska Nagy hat in ihrer Studie zur Gabe der Tränen im Mittelalter darauf hingewiesen, daß die neue Staatsreligion eine »Umkehrung der Werte in der Nachfolge Christi«[31] einleitete. Im Neuen Testament werden die Tränen aufgewertet – »Selig sind, die Tränen vergießen, denn sie sollen getröstet werden«, sagt Christus in der Bergpredigt –, und sie wurden in die »Entsagung des Körpers« einbezogen, die im Mittelalter die neue abendländische Geschichte beherrschte.

Die Wüstenprediger in Syrien und Ägypten waren die ersten, die auch die Tränen ins Zentrum ihres spirituellen Lebens einbezogen. Für diese militanten Christen handelte es sich darum, »die Struktur der menschlichen Persönlichkeit vollständig neu aufzubauen, indem sie unmittelbar auf den Körper einwirkten«.[32] Dieses asketische Ideal, das von Antonius um 270 und anderen Eremiten im 3. und 4. Jahrhundert eingeführt wurde, entwickelte sich allmählich zum Modell für das Mönchtum im Mittelalter. Nach Piroska Nagy »waren die Tränen und die Vorliebe für Tränen direkt mit dem Los des Körpers verknüpft, wie es das Christentum dem Körper zugedacht hatte. Die Aufforderung zu weinen war einerseits Teil des Verzichts auf körperliche Freuden in der Spätantike, aber vor allem gehörten die Tränen zum Flüssigkeitshaushalt des Körpers, den der Asket beherrschen mußte. Wenig zu trinken reduzierte die im Körper vorhandenen Flüssigkeiten und damit den Anreiz zu sündigen; genauso gibt das Weinen Flüssigkeit frei und hindert den Körper daran, sie in sündhafter Weise für die Sexualität zu nutzen.«

Aber die Tränen bekamen schließlich im Mönchtum nach der Gregorianischen Reform einen anderen Sinn. Die Spannung zwischen der Ablehnung des Körpers und der Fleischwerdung Christi ließ die Bedeutung der Tänen zugunsten einer gewissen Körperlichkeit umschwingen. Die Tränen wurden ein Zeichen für die Nachfolge Christi und seines

Erdenlebens als Mensch. Dreimal weint Jesus in den Berichten der Evangelien; das erste Mal beim Tod seines Freundes Lazarus. Bevor er ihn auferweckt, wird er von seinen Gefühlen und der Trauer der Schwestern Martha und Maria, auch der Juden, die zugegen sind, überwältigt, »und die Augen gingen ihm über« (Joh 11,35). Das zweite Mal weint Jesus, als er in Jerusalem einzieht und das Schicksal dieser Stadt beklagt; sie wird zerstört werden. »Und als er nahe herzukam, sah er die Stadt und weinte über sie und sprach: Wenn doch auch du erkenntest zu dieser Zeit, was zum Frieden dient! Aber nun ist's vor deinen Augen verborgen.« (Lk 19,41–42) Schließlich sieht man Jesus noch einmal in Tränen, als er die ganze Nacht vor seinem Tod am Kreuz im Garten Gethsemane betend verbringt. Diese Episode ist deshalb so bemerkenswert, weil Christus über sich selbst weint (Hebr 5,7). Hier handelt es sich um einen Moment tiefer Niedergeschlagenheit; Jesus weint über seinen eigenen Leidensweg; er meint, sein Vater könne ihn davor bewahren. Der Evangelist bietet eine andere Version: Christus »rang mit dem Tode und betete heftiger. Und sein Schweiß wurde wie Blutstropfen, die auf die Erde fielen.« (Lk 22,44) Die Symbolik der Körperflüssigkeiten ist ebenfalls überraschend. Der Körper wird zum Verbindungsweg zwischen Gott und dem Menschen.

Mit den Tränen, die Christus und Johannes prophetisch vergießen, haben die Evangelien bedeutende Motive geboten, um den Tränen einen positiven Wert zu verleihen, was die Kirche auch ausgiebig nutzte. Die Gabe der Tränen wurde seit dem 13. Jahrhundert sogar ein Kriterium für Heiligkeit. Verdienst oder Gabe, Tugend oder Gnade, *habitus*, die »übliche Verfassung« nach Thomas von Aquin, oder Charisma – die frommen Menschen verlangten nach Tränen.

Allerdings trifft das nicht für das frühe Mittelalter zu – obwohl die Regel des heiligen Benedikt Reuetränen vorschreibt –; damals legte niemand Wert auf die Gabe der Tränen. Das erklärt sich aus der »noch unvollständigen Christianisierung in dieser Epoche. Die Hauptsorge war die äußere, rituelle und kollektive Bekehrung, viel eher als die Introspektion, der auch die Mönche, die darin führend waren, erst nach und nach ihre Aufmerksamkeit zuwandten«.[33]

Die Wende kam um das Jahr 1000 mit den Reformern des Mönchtums wie Petrus Damiani (1007–1072), Einsiedlermönch und später Kardinal von Ostia, und Johannes von Fécamp (gest. 1078). Dieser schrieb zum Beispiel in seinem *Gebet um die Gabe der Tränen*, einer ganz spirituellen Anrufung, deren Doppeldeutigkeit der körperlichen, ja sogar sexuellen Aspekte den modernen Leser nicht unberührt läßt: »Herzlieber Christus, guter Jesus, so wie ich nach dir verlange, dich bitte mit ganzer Seele, schenke mir deine heilige, reine Liebe, die mich umfängt, festhält, mich besitzt. Und schenke mir das sichtbare Zeichen deiner Liebe, die sprudelnde Quelle der Tränen, die unentwegt rinnen, und so werden eben diese Tränen deine Liebe zu mir beweisen.«

Wir müssen uns allerdings hüten, solche Äußerungen auf die psychoanalytische Goldwaage zu legen, weil die mentalen Kategorien des Mittelalters nicht auf ihre historischen Urgründe, ihren Symbolgehalt zu reduzieren sind. Sicher ist, daß man die Tränen für eine Art Fruchtbarkeit aus Gottes Hand hielt. Sie besaßen, so Roland Barthes, eine »keimtreibende Macht«, mit der auch Michelet ausgestattet war. Die Gabe der Tränen und Tränen aus Gnade waren daher hoch geschätzt und gelobt, desgleichen Tränen beim Gebet und der Reue. *Is qui luget* – so definierte sich der Mönch im Mittelalter: der, welcher weint. Und »wer seine Sünden nicht beweinen kann, der ist kein Mönch«, beschied eine heilige Frau den Mönch Walter, der von ihr die Gnade der Tränen erbitten wollte.

So hat Michelet durchaus recht, wenn er anmerkt, daß »in den Tränen das ganze Mysterium des Mittelalters« liegt. Man muß sie auch als beherrschendes Charakteristikum der Zeit der Gotik sehen: »Eine Träne, eine einzige, die auf die Fundamente der gotischen Kirche tropft, genügt, daß sie emporwächst«, meint er weiter. Die Tränen überschwemmten ja nicht nur den Körper der Frömmsten und der Heiligen, »sie rollten in luziden Legenden, wunderbaren Gedichten, sie häuften sich bis zum Himmel hinauf, und sie haben sich in gigantischen Kathedralen verdichtet, die bis zu Gott dem Herrn aufsteigen wollten!« Im Jahr 1919 hat der Historiker Johan Huizinga die spätere Geschichtsschreibung der Gefühlswelt vorweggenommen, und er hatte keine Mühe, an »diese Empfindsamkeit, diesen Gefühlsüberschwang, diese Tränenseligkeit« zu erinnern, die für das Mittelalter so charakteristisch sind, dem er aber vielleicht vorschnell »ungeschliffenen Geschmack« und einen »gewalttätigen Anstrich des Lebens in dieser Zeit«[34] unterstellt. Auch Roland Barthes, mit seinem feinen Gespür für die Gefühlslagen und Ablagerungen in der Geschichte und in den Biographien, hat sich nicht getäuscht, wenn er darlegt, wie bedeutsam bei Michelet die Gabe der Tränen ist, die Ludwig dem Heiligen verwehrt war. »Ebenfalls ein Nährboden der Inkubation: die Tränen«, bemerkt er.[35] Die Tränen waren ein Geschenk; Ludwig der Heilige erbat es sich vergeblich von Gott; Michelet kannte die keimtreibende Kraft der Tränen sehr wohl, nicht nur seelische oder metaphorische Tränen, sondern »wäßrige, salzige

Tränen, die aus den Augen quellen, über das Gesicht, in den Mund laufen …« Die Tränen waren also nicht nur spiritueller Natur; sie ließen Gott in den Körper eindringen; sie eröffneten die wenn auch unzuverlässige, zufällige Möglichkeit, den Körper bereit zu machen, Gottes Gnade zu erwarten. »Freude, Tränen der Freude«, berichtet Pascal im 17. Jahrhundert. »Armut in der Freude«, sagt Franz von Assisi im 13. Jahrhundert, und Chiara Frugoni nannte ihn »den Heiligen, der lachen konnte«. Aber das Lachen des Franziskus war die Ausnahme. Im Mittelalter war das Lachen mit dem Bannfluch belegt, beiseite und aufgeschoben für später. Es kam vom Teufel, und es war Teil des Teufels.

Das Lachen ernst nehmen

»Das Lachen ist nur dem Menschen eigen.« Diese Feststellung stammt von Aristoteles. Er war im Mittelalter, vor allem seit dem 12. und 13. Jahrhundert, berühmt und gefeiert; man nannte ihn kurz »der Philosoph«, obwohl ihn die Kirche immer wieder totschwieg, aber diese Autorität genügte nicht, das Lachen aus der Schande herauszuholen, mit der es zumindest bis zum 12. Jahrhundert belegt war.

Im Mittelalter darf man die Gründe für die Verurteilung des Lachens nicht in der Spezies Mensch, sondern viel eher im Räumlichen suchen. Der Körper entging ja nicht der Idee vom zweigeteilten Raum: oben und unten, Kopf und Bauch. Ganz anders als die antike Philosophie legte man im Mittelalter mehr Wert auf den Gegensatz hoch und niedrig, innen und außen als auf die Einteilung in rechts und links, auch wenn Christus am Ende der Zeiten die Gerechten zu seiner Rechten sitzen läßt. Die Geste des Clemens von Alexandria (gest. um 215), der in seiner wegweisenden, grundlegenden Schrift *Paedagogus* die Befürworter des Lachens verjagt, erinnert an die Passage im Platonischen *Staat,* in der die Dichter aus der Stadt verwiesen werden. Denn das Lachen verleitet zu »niedrigen« Handlungen. Der Körper war in edle Teile (Kopf, Herz) und unedle (Bauch, Hände, Geschlecht) aufgeteilt. Er verfügt über eine Art Filter, die dazu dienen können, das Gute vom Schlechten zu unterscheiden: Augen, Ohren und Mund.

Aus dem Kopf entspringt der Geist, aus dem Bauch die fleischlichen Gelüste. Das Lachen kam aus dem Bauch, also einem unedlen Körperteil. Übrigens wird noch heute das zotige, vulgäre Lachen als »unter der Gürtellinie« bezeichnet. Die *Weisung des Meisters,* nach der Benedikt von Nursia seine Regel formulierte, lautet in diesem Punkt ganz klar: Das Lachen bahnt sich seinen Weg von den unteren Partien des Körpers hinauf zur Brust und von da zum Mund. Aus dem Mund können ebenso Worte der Andacht, Frömmigkeit und des Gebets kommen wie schlüpfrige und gotteslästerliche Reden. Demnach ist der Mund ein »Riegel«, die Zähne eine »Schranke«, die den Fluß der Schändlichkeiten aufhalten müssen, wie sie das Lachen nach oben spülen kann. Das Lachen ist ein »Schmutzfleck« des Mundes. An dieser Stelle muß der Körper ein Bollwerk gegen diese Höhle des Teufels sein.

Der Historiker John Morreall meint sehr zu Recht: Man muß das Lachen ernst nehmen.[36] Das Lachen kommt aus dem Körper und gibt sehr deutlich Auskunft über den Platz, auf den ihn das abendländische Mittelalter verwies. Die Verachtung und die fortschreitende Integration des Körpers im Verlauf des Zivilisationsprozesses, der im Abendland vorankam, folgte denselben chronologischen und symbolischen Wegen wie der Traum. So wurde das Lachen in der frühen Phase, zwischen dem 4. und 10. Jahrhundert etwa, erstickt.

Die Wurzeln dieser Abwertung des Lachens sind zahlreich, zuerst und vor allem: Christus weint zwar dreimal nach dem Zeugnis der Evangelien, aber er lacht nie. Basilius der Große, der bedeutende griechische Kirchenlehrer, empfahl deshalb dem Mönch sehr maßvollen Umgang mit der Heiterkeit, und er hat sich vielfach auf diesen Sachverhalt berufen. »Der Herr – so lehrt uns das Evangelium – hat alle körperlichen Leiden auf sich genommen, die untrennbar mit der menschlichen Natur verbunden sind, so auch die Erschöpfung«, heißt es im *Großen Asketikon*, das er in den Jahren 357 und 358 verfaßte. »Er hat sich mit Empfindungen ausgestattet, die von der Tugendhaftigkeit eines Menschen Zeugnis ablegen, zum Beispiel hat er Mitgefühl für die Betrübten gezeigt. Und doch hat er, wie die Berichte der Evangelien belegen, nie dem Lachen nachgegeben. Im Gegenteil, er hat verkündet, daß die, welche sich vom Lachen beherrschen lassen, unglücklich sind.« Das Thema hatte lange Nachwirkungen. Im 13. Jahrhundert widmete die Universität Paris dieser Frage eine ihrer Sitzungen vor großem Publikum, genannt »Quodlibet«, in deren Verlauf die Parteigänger des Aristoteles – »das Lachen ist dem Menschen eigen« – sich gegen die Haltung wandten, die das Leben Christi – der nie lachte – zu empfehlen scheint. Aber da das Lachen das andächtige Schweigen *(taciturnitas)* im klösterlichen Leben zu unterbrechen drohte, blieb die *Weisung des Meisters* seit dem 6. Jahrhundert bestehen.

Weitere Regeln folgten, einige mit mehr Zugeständnissen. »Der Mönch darf nur selten lachen«, verfügte der heilige Ferréol d'Uzès. Die Regel des Columban (gest. 615) drohte an, daß »der, welcher unter der Kapuze gelacht hat in der Versammlung, also in der Messe, mit sechs Schlägen bestraft wird. Wer laut gelacht hat, soll fasten, sofern er es in verzeihlicher Weise tat«. Die *Weisung des Meisters* prägte für lange Zeit eine christliche Anthropologie und Physiologie: »Das Werkzeug des Menschengeschlechts ist unser armer kleiner Körper«, sagt der Meister. Der »kleine Körper« konnte nichts anderes tun, als das Tor des Mundes zu verschließen gegen das teuflische Lachen, auf das der Klerus so genau achtete. »Was die Possen betrifft, die müßigen Reden, die zum Lachen verleiten, verurteilen wir den zu ständiger Einschließung, und wir erlauben dem Schüler nicht, den Mund für solches Gerede zu öffnen«, heißt es weiter. Die Regel des heiligen Benedikt legt den Akzent auf das Risiko, daß die Stille unterbrochen und die Andacht des Mönchs behindert wird, die zu den Grundsätzen der Begründer des Mönchtums gehört.

Aber im Verlauf des 12. Jahrhunderts wurde das Lachen nach und nach rehabilitiert, weil es auch genauer differenziert wurde. Thomas von Aquin schloß sich seinem Lehrmeister, Albert dem Großen, an, der die Ansicht vertrat, daß das irdische Lachen eine Vorwegnahme des Glücks im Paradies sei, und verlieh ihm einen positiven theologischen Status, dies vor allem, weil die Bibel auch zahlreiche Gründe lieferte, das Lachen eher zu empfehlen als zu verurteilen; außerdem eine Alternative, die von den beiden Arten des Gelächters herzuleiten ist, wie sie die hebräische Sprache bietet: Die erste ist *sâkhaq,* das fröhliche Lachen, die zweite *lâag,* das spöttische Lachen.

Im Alten Testament wird von Sarah erzählt, Gefährtin des betagten Abraham. Sie brach in Lachen aus, als Gott ihr ankündigte, sie sollten beide noch einen Sohn bekommen. Diese Ankündigung, die einer achtzigjährigen Frau und einem hundertjährigen Mann galt, löste bei ihr Heiterkeit aus. Bei der Geburt des Sohnes nannten sie ihn Isaak, das bedeutet »Lachen«, abgeleitet von *sâkhaq,* also dem fröhlichen und nicht dem spöttischen Lachen. Isaak ist in eine biblische Figur mit durchweg vorbildlichem Charakter; sie war geeignet, das Lachen zu rehabilitieren. So konnte man auch das Lachen als Merkmal der glücklichen Auserwählten verstehen, als Zustand, in dem der Mensch sich entspannen und aufatmen darf. Die Kirche entfernte sich von dem mönchischen Diktat und begann das Lachen immer stärker zu kontrollieren. Sie unterschied zwischen dem guten und dem bösen, dem himmlischen und dem teuflischen Gelächter. Das erlaubte Lachen, das Lachen der Weisen, war das Lächeln, von dem man zugleich annehmen kann, daß es in seiner Singularität eine Erfindung des Mittelalters war, anders als ein gedämpftes Lachen.

Den Kontrapunkt zum unterdrückten Lachen gab es schon in der Praxis, mit den »Mönchsscherzen« *(joca monachorum),* Scherz- und Witzsammlungen, die über die Bibel geschrieben wurden und in den Klöstern kursierten. Die Feudalherren standen dem nicht nach mit dem *gab,* einer Erinnerung an die Geschichten aus Marseille, in denen die Ritter ihre kriegerischen Heldentaten übertrieben. Sogar Ludwig der Heilige war ein lachender König, zu Scherzen aufgelegt *(rex facetus),* wie fast ein Jahrhundert zuvor Heinrich II., König von England, so der Bericht Joinvilles. Man konnte inzwischen besser in der heimischen Volkssprache lachen, auch weil das Lateinische zu Beginn des 13. Jahrhunderts allmählich verschwand. Eine »Kultur des Lachens« etablierte sich – so Michail Bachtin – in den Städten, wo der mittelalterliche Mensch »die Tradition des Lebens auf den öffentlichen Plätzen spürte, mitten im Trubel des Karnevals, wo sein Körper mit anderen von Personen jeglichen Alters und jeglichen Standes in Berührung kam«. Vor den Perioden der Enthaltsamkeit hallte das Lachen durch die volkstümlichen Feste, Narrenumzüge, den Mummenschanz und durch vielerlei lustigen Spektakel. Es war eine »Befreiung des Lachens und des Körpers«, die sich »ganz grob von der vergangenen oder bevorstehenden Enthaltsamkeit absetzte«, so Bachtin weiter. Auch die Literatur bezeugt diese Befreiung und Überhöhung dieses »grotesken Körpers«. Das Lachen bei Rabelais im 16. Jahrhundert war, auch wenn es den Lobrednern der Renaissance nicht gefällt, noch ganz dem Mittelalter zugehörig.

Die Träume werden überwacht

In der Antike war die Traumdeutung eine ganz übliche Praxis. Auf den Messen und Märkten gingen volkstümliche Wahrsager ihrem Metier nach; sie deuteten den Bürgern zu mäßigem Preis ihre Träume, ein wenig wie heute die Glücksprophetinnen und sonstigen Kartenleger. In ihrem Haus oder sogar im Tempel lieferten die professionellen Deuter den Menschen in der Stadt den Schlüssel zur Bedeutung ihrer Träume als regelrechte Experten. Die Traumdeuter waren zwar vielleicht nicht so angesehen wie die Augurn und die Haruspices – Priester, die in den Eingeweiden der Opfertiere lasen oder den Vogelflug beobachteten –, aber sie wurden auch regelmäßig angehört und zu Rate gezogen.

Erscheinungen, Gespenster oder Phantome – die Träume der griechisch-römischen, heidnischen Antike entstammten dem Totenreich. »Falsche« und »wahre« Träume wurden sorgfältig unterschieden, wie etwa bei Homer in der Odyssee: Penelope erkennt die beiden Pforten des Traums, die eine aus Elfenbein, aus der die trügerischen Träume kommen, die andere aus Horn, aus der die Träume hervortreten, die sich erfüllen. Vergil hat in der Aeneis auf den Spuren Homers trügerische und prophetische Träume unterschieden. Zahlreiche Theorien schwankten zwischen Hochschätzung und Verachtung der Träume. Pythagoras, Demokrit und Platon glaubten an ihren Wahrheitsgehalt. Diogenes und Aristoteles hielten sie für unwichtig und rieten, ihnen keinen Glauben zu schenken. Traumtypologien entstanden, so wie bei Cicero in *De divinatione* (I,64); er unterschied drei Urheber des Traums: der Mensch, die unsterblichen Geister und die Götter.

Außerdem wurden die Träume nach ihrer Beschaffenheit unterschieden und eine Hierarchie der Träumer eingerichtet. Im 4. Jahrhundert n. Chr. lieferte Macrobius (ca. 360–422) der heidnischen Kultur seine umfassende Abhandlung über die Träume. Im *Kommentar zu Scipios Traum* hat der Vielschreiber und Enzyklopädist, Mitglied einer Gruppe von Verfassern allgemeinverständlicher Schriften zur antiken Wissenschaft und Philosophie, fünf Kategorien von Träumen unterschieden: *somnium, visio, oraculum, insomnium* und *visum.* Zwei Kategorien haben »weder Nutzen noch Bedeutung«: Die eine ist *insomnium,* der gestörte Schlaf, der sich laut Ernest Jones[37], Psychoanalytiker und Sigmund Freud-Biograph, zum Alptraum entwickelt; *visum* ist eine Art Phantasmagorie oder vorgespiegeltes Vagabundieren des Traums. Das sind die »falschen« Träume, um noch einmal die Kategorien bei Homer und Vergil aufzunehmen. Die übrigen drei kündigen

Ereignisse in der Zukunft an: *somnium* in verhüllter Form als Rätseltraum, *visio* in sehr konkreter Form als Prophezeiung und *oraculum*, der Orakeltraum, durch Einwirken der Eltern, der Priester oder sogar eines Gottes, die dem Schlafenden im vorhinein und ganz unmißverständlich ein künftiges Ereignis mitteilen.

Als sich zwischen dem 2. und 4. Jahrhundert heidnische und christliche Traumdeutungen vermischten, schwankten die Menschen zwischen deutlichem Interesse (Träume von Bekehrung, von Gesprächen mit Gott oder vom Martyrium), offenkundiger Unruhe und Unsicherheit. Tertullian, der »halbe Ketzer«, verfaßte zwischen 210 und 213 den ersten *Traktat über die Träume* im christlichen Abendland. Ganz im Sinne der Fragen seiner Zeit beschäftigte ihn dieses Niemandsland zwischen Schlaf und Tod, in dem sich eine Seele und ein verlorener Körper bewegen. Aber er wollte daraus keine persönliche Eigenschaft des Menschen gemacht sehen. Der Traum war für ihn ein universelles Phänomen, von dem weder die Kinder noch die Barbaren ausgenommen sind: »Wer könnte der menschlichen Natur so entfremdet sein, daß er nicht irgendwann einmal einen Wahrtraum gehabt hätte?« überlegt er in *De anima.* Danach entwickelt er eine Typologie der Träume, die er nach ihren Verursachern anordnet: die Dämonen, Gott selbst, die Seele und der Körper. Die Träume, die am Ende des Schlafs eintreten, sind mit der Einstellung genauso wie mit der Ernährung des Schlafenden in Zusammenhang zu bringen, so meint er. Ein nüchternes, ordentliches Leben begünstige geradezu ekstatische Träume.

Als sich das Christentum zu Beginn des 4. Jahrhunderts als herrschende Glaubensrichtung durchsetzte, konnte es dem Problem des Traums, der ja zu den rätselhaftesten Phänomenen der Spezies Mensch gehört, nicht ausweichen. Das Erbe der heidnischen Kultur beunruhigte und ängstigte vor allem anderen. Es gab ja keine guten und bösen Dämonen mehr wie in der griechisch-römischen Antike, sondern nur Engel und Dämonen, also das Schutzheer Gottes auf der einen und die Bosheiten des Teufels auf der anderen Seite. So war es Satan höchstpersönlich, der den Menschen die nächtlichen Pollutionen schickte, durch sie ein Störmanöver zwischen Gott und den Menschen veranstaltete und den kirchlichen Vermittler ausbremste. Der Traum war untrennbar mit dem Körper verbunden, und deshalb wurde er vom herrschenden Christentum dem Teufel zugeordnet.

Ein weiterer Beweggrund, den Traum zu entwerten: Als der christliche Glaube fest eingewurzelt war, gehörte die Zukunft nicht mehr den Menschen, die den weiteren Verlauf unbedingt wissen wollten, wie in vorchristlicher Zeit, sondern sie gehörte Gott, der sie allein kennt: Ein Kanon aus dem ersten Konzil von Ankyra aus dem Jahr 314 lautet: »... daß diejenigen, die den Augurn und den Haruspices, den Träumen oder irgendeiner anderen Wahrsagerei folgen, wie es die Heiden tun, oder Personen in ihre Häuser einlassen, um mit ihnen mit Hilfe der Magie Nachforschungen zu betreiben, ... dies bekennen und fünf Jahre lang Buße tun«. Die Verteufelung des Traums war eine passende Antwort auf eine heidnische Kultur der Deutung von Wahrheiten, die im Jenseits verborgen waren; jetzt war es die Aufgabe der kirchlichen Autoritäten, diese Wahrheiten zu vermitteln und zu bemessen.

Schließlich gehörte auch die Sexualität zu den wichtigsten Verdachtsgründen der Kirche beim Thema Träume. In der Nacht erwacht das sündige Fleisch, kitzelt und stichelt den wollüstigen Körper. Das waren die Versuchungen des heiligen Antonius von Padua, denen er als beispielgebendes und siegreiches Opfer widerstand. Das allgemeine Unbehagen bezüglich der Träume verkörpert zweifellos auch Augustinus, trotz seines Bekehrungstraums in der berühmten Episode im Garten von Mailand. Im Alltag aber kehrte das einfache Volk zweifellos zu Traumdeutern und Magiern – meist Scharlatanen – zurück, um dieser Sinnentstellung einen Sinn abzugewinnen. Aber die Nacht der überwachten Träume senkte sich über das Abendland für lange Zeit. Die französische Sprache dieser Epoche, die mit der Nachbarschaft von »songe« und »mensonge«, Traum und Lüge, spielte, gab das ganze Mißtrauen wieder.

Aber es war nicht nur eine moralische Verurteilung, sondern auch eine gesellschaftliche Unterscheidung. Gleichheit vor dem Traum gab es nicht. Nur eine Elite hatte das »Recht« zu träumen: die Könige, die Heiligen und vor allen anderen die Mönche. Im Alten Testament werden viel mehr Träume berichtet als im Neuen Testament. Der Pharao erfährt durch einen Traum, daß er die Juden ziehen lassen muß, wenn er von den sieben Plagen befreit werden will, die über Ägypten gekommen sind. Konstantin der Große und Theodosius der Große, die beiden Gründergestalten des Christentums, konnten die Angriffe ihrer Feinde durch die Sprache von Träumen vereiteln. »Unter diesem Feldzeichen wirst du siegen«, hörte Konstantin, bevor er gegen Maxentius in die Schlacht an der Milvischen Brücke zog, und er sah am Himmel das Kreuz Christi und träumte in der Nacht, daß Gott ihm befahl, das Kreuz auf einem Feldzeichen anzubringen. Im *Rolandslied* hat Karl der Große denselben prophetischen Traum viermal – auch das ist entscheidend. Träume von Königen, aber auch von Heiligen wurden in den Rang göttlicher Eingebung erhoben.

Das ganze Leben des heiligen Martin von Tours war von den Träumen begleitet, wenn man seinen Hagiographen glauben darf. Der erste Traum handelte von seiner Bekehrung. In der Nacht, die auf die Episode mit der Teilung seines Mantels für einen Armen folgte, erschien ihm Christus und sprach zu ihm: »Was du für einen meiner geringsten Brüder getan hast, das hast du mir getan.« Der zweite Traum markierte den Beginn seiner Tätigkeit als Missionar. Ein weiterer Traum, den Sulpicius Severus berichtet, kündigte dem Heiligen seinen Tod an, damit er sich darauf vorbereiten konnte. Die Heiligen und bald danach auch die Mönche, die tapfer versuchten, die Heiligen nachzuahmen, kamen in den Genuß von bedeutsamen Träumen. Aber der gesamten übrigen Menschheit wurde vom Träumen abgeraten.

Überwachte Träume und kontrollierte Körper: Die Menschen durften nicht im Übermaß trinken, weil der Rausch sündige Vorstellungen begünstigte. Desgleichen waren Kleriker und Laien gehalten, nicht zu viele Speisen in sich hineinzuschlingen, weil ein übervoller Bauch die Versuchungen nährte. Die körperliche Form der Versuchung war der Blick der Augen; unter den fünf Körpersinnen war das Sehen im Mittelalter der wichtigste, denn der Traum zum Beispiel war eine Handlung, ein Bericht über das, was man gesehen hatte. Im übrigen unterschied die Kirchenlehre zwei Arten von Traum. Der normale Traum wurde lateinisch *somnium* genannt, abgeleitet von *somnus,* Schlaf. Die edleren Träume hießen *visiones,* Traumgesichte; sie erlaubten Einblicke in eine verborgene Wahrheit und konnten im Wachzustand oder im Schlaf eintreten. Die französische Sprache kannte damals nur das Wort »songe« (nach *somnium*) für Traum; das Wort »rêve« tauchte erst im 17. Jahrhundert auf.

Die entscheidende Wende kam mit dem 12. Jahrhundert: eine Art Demokratisierung der Träume. Der rasche Aufstieg der Städte und die Gregorianische Reform schwächten die isolierte Stellung und das Ansehen der Klöster. Die Träume entschlüpften den Klostermauern, verloren die Aura des Heiligen und wurden ein allgemeinmenschliches Phänomen. Sie gehörten wieder zum Körper, waren Körper und wechselten sogar auf die Seite der Psychologie und der Medizin über. Diese Renaissance war von neuen Theorien und Deutungen begleitet.

Hildegard von Bingen, visionäre Nonne und Medizinerin zugleich, deutet in ihrem Traktat *Causae et curae* (Ursachen und Heilmittel) an, daß der Traum das normale Attribut »eines ausgeglichenen Menschen« sei. Obwohl Verfechterin einer Konzeption, wonach beim Mann und bei der Frau Geist und Körper nicht getrennt existieren, wies sie dennoch in ihren Äußerungen die Körperlichkeit des Traums, ja sogar des Träumens überhaupt zurück. Jean-Claude Schmitt hat den Ursprung dieser »Verweigerung des Traums«, die in ihren Schriften mehrfach auftaucht, sehr gut erklärt: »Hildegard mußte, da sie eine Frau war, sagen und in Bildern belegen, daß sie nicht geträumt hatte, damit alles, was sie vorbrachte, als von ihr selbst stammend aufgenommen wurde, obwohl sie nur eine Frau war.«[38]

Immer wieder heftete sich jede neue Deutung von Träumen an die Theorie der Körpersäfte und an die Körperlichkeit des Menschen. Gegen die »teuflischen Wahnbilder« empfahl Hildegard von Bingen den Träumern, »den Körper des Patienten mit dem Fell eines Elchs und dem Fell eines Rehbocks in Kreuzform zu umwickeln und dazu die Formeln der Teufelsaustreibung zu sprechen, die die Dämonen abwehren und die Abwehrkräfte des Menschen stärken« sollten.[39] Auf diese Weise waren Traum und Medizin, Psychophysiologie und Psychopathologie eng miteinander verschränkt. »Sogar Träume, die trügerisch wirken, können den Menschen viel über seine Zukunft lehren«, behauptet Paschalis Romanus in seinem *Liber Thesauri occulti* und belegt damit, daß die christliche Kirche in Sachen Traumdeutung eine Kehrtwende vollzogen hatte. Von neuem wandte man sich in diesem gewandelten Mittelalter dem Traum zu, zweifellos unter dem Einfluß der antiken Kultur und Wissenschaft, die vom Byzantinischen Reich, von den jüdischen und den arabischen Gelehrten übermittelt wurden. »Menschen, die Wahrträume haben, sind vor allem solche mit ausgeglichener Gemütslage«, meinte zum Beispiel der arabische Philosoph Averroes, der in lateinischer Sprache gelesen wurde. Diese kulturelle Vermischung des Geisteslebens zeigt auch, daß die neue Blüte der Traumdeutung aus dem Orient kam.

Die Literatur war Vermittler und Zeuge dieser Renaissance. Der *Roman de la Rose* von Guillaume de Lorris und Jean de Meung[40], ohne Zweifel das meistgelesene Werk des Mittelalters, ist eine Traumgeschichte und beruht auf dem Traum eines jungen Mannes, der anhand dieses Traums den Erzählfaden in der Ichform abrollen läßt: »In meinem zwanzigsten Jahr, in der Zeit also, da die Liebe ihren Tribut von den jungen Leuten fordert, legte ich mich eines Nachts wie gewöhnlich zur Ruhe. Ich schlief fest, als ich einen sehr schönen Traum hatte, der mir auch außerordentlich gefiel, aber in diesem Traum gab es nichts, was mir die Tatsachen im einzelnen bestätigt hätten. Ich will ihn euch erzählen, um euer Herz zu erfreuen ...« Das ist ein literarischer Kunstgriff, aber bezeichnend für den Wechsel der Tonlage, der Vorschriften und der Vorstellungen.

Die Autobiographie, in der Träume eine beherrschende Rolle spielen, taucht in der Spätantike und im frühen Christentum auf. Sie begann mit den *Bekenntnissen* des Augustinus und erlebte ihre Blüte im Mittelalter mit zahlreichen Berichten, wie etwa von der Bekehrung des Mönchs Othloh von Sankt Emmeram (um 1010–1070) und des jungen Laienbruders Guibert de Nogent (um 1055–1125) oder vor allem in den Traumerzählungen des Vaters Helmbrecht (Wernher der Gärtner), eines vorbildlichen Landmannes in der deutschen Literatur des 13. Jahrhunderts: Er versucht, seinen straffällig gewordenen Sohn wieder auf den rechten Weg zu führen durch vier »allegorische« Träume (Rätselträume ohne Hilfe durch kundige Deutung) oder »theorematische« Träume (sie führen direkt vor Augen, was sie ankündigen).[41] Die Introspektion anhand der Träume breitete sich aus; die »literarische Subjektivität«[42] bestätigt das; und der Mensch gelangte durch sie zur Erkenntnis.

Die neue Begeisterung für den Traum bedeutete allerdings nicht das Ende eines Verständnisses vom Körper als Behältnis der Seele. Der *Roman de la rose* kann zugleich als eine Warnung für die umherschweifende Seele gelesen werden, die den schlafenden Körper verläßt: »Sehr viele Leute glauben nämlich in ihrer Torheit, daß sie Hexen sind und mit der Dame Überfluß durch die Nacht schweifen; sie erzählen, daß die dritten Kinder diese Möglichkeit haben, dreimal in der Woche dorthin zu gehen. Sie brechen in alle Häuser ein, achten nicht auf Schlüssel und Riegel, und sie dringen durch Ritzen, Schlupflöcher und stille Ecken quer durch Häuser und Außenplätze, und sie beweisen es, indem sie behaupten, daß ihnen die seltsamen Vorgänge, die sie beobachtet haben, nicht im Bett gekommen sind, sondern es war ihre Seele, die so handelte und durch die Welt eilte. Und sie machen den Leuten weis, daß die Seele, wenn man ihnen während der nächtlichen Reise den Körper zurückgäbe, nicht mehr in ihn eintreten könne. Aber gerade das ist eine schreckliche Torheit und ganz unmöglich, denn der Körper des Menschen ist ja nur ein Kadaver, wenn er keine Seele mehr in sich trägt.«

Im mittelalterlichen Abendland knüpfte man also wieder an die heidnischen Traumtheorien an, modernisierte sie und ordnete sie in andere Kategorien ein. Nach und nach etablierte sich eine »träumende« Körperhaltung: Auf den meisten mittelalterlichen Bildern liegt der Träumende ausgestreckt auf dem Bett, auf der rechten Seite und mit dem rechten Arm unter dem Kopf. Es war die beherrschte Körperhaltung gegenüber den Flunkereien eines zügellosen Körpers. Diese Geste des Träumenden war sorgfältig festgelegt durch die zeitgenössische Bildkunst und brachte die Erwartung eines göttlichen Fingerzeigs zum Ausdruck. So gab es zwar Darstellungen und Autobiographien von Träumenden im Überfluß, aber erst im 16. Jahrhundert hat Albrecht Dürer ein Aquarell, *Traumgesicht* (1525), mit einem echten Alptraum gemalt: Der Maler sah eine Flutwelle über sein Land hereinbrechen: »Aber als das erste Wasser, welches das Erdreich traf, nahezu herabgekommen war, da fiel es mit einer solchen Geschwindigkeit, mit Wind und Brausen, und ich erschrack so sehr, dass mir, als ich erwachte, mein ganzer Körper zitterte und ich lange nicht recht zu mir selbst kommen konnte. Als ich aber am Morgen aufstand, malte ich es hier oben, wie ich es gesehen hatte. Gott wende alle Dinge zum Besten!« schrieb er unter das Aquarell. Zwischen dem 12. und 13. Jahrhundert wurde der Traum zwar ganz vermenschlicht und mit Vernunftgründen erklärt, aber er blieb doch ein geheimnisvoller Gral, über den Gott die letzte Entscheidung traf. Im übrigen blieb er auch entscheidend bei der Erfindung des Fegefeuers, dem Übergangsort zwischen Hölle und Paradies. Es wurde in der zweiten Hälfte des 12. Jahrhunderts erdacht. Ein Traumgesicht entführte die Gläubigen dorthin.

2. Leben und Sterben im Mittelalter

Wie war das Leben und das Sterben im Mittelalter? Natürlich ist es schwierig, eine einzige und einhellige Antwort auf diese Frage zu geben, auch wenn sich die Geschichte der Mentalitäten und die historische Anthropologie heute auf den Territorien des Körpers und des Alltags im Mittelalter gründlich umtun. Die Art, »sein Leben zu leben«, die vom sozialen Status und den religiösen Zwängen vorgegeben wurde, änderte sich in den Ländern der Christenheit und entwickelte sich während des langen Mittelalters, auch wenn man es im 15. Jahrhundert enden läßt.

Auf der einen Seite war es »der herbe Duft des Lebens«, wie Johan Huizinga es in seinem einzigartigen, wegweisenden Buch *Herbst des Mittelalters* nennt. Schon 1919 schrieb er, daß die Ereignisse des Lebens vor 500 Jahren mit schärferen Konturen eintraten. Der Abstand zwischen Glück und Unglück erschien größer; jedes Erlebnis hatte noch dieses Maß an Unmittelbarkeit und des Absoluten wie Freude und Schmerz im Gemüt eines Kindes. Das Wort »Herbst« hat Huizinga nicht zufällig gewählt; das Leben der Menschen, der Frauen wie der Männer, schien in dieser Jahreszeit zu verlaufen, wenn alle Früchte und alle Gegensätze der Natur herber und bitterer werden. So schrieb der Dichter Agrippa d'Aubigné im 16. Jahrhundert: »Eine Herbstrose ist mehr als nur eine andere Sorte.« Huizinga fährt fort: »Gegen die Widrigkeiten und die Dürftigkeit gab es weniger Trostmittel als heute; sie waren schrecklicher und grausamer. Krankheit und Gesundheit bedeuteten einen großen Unterschied; Kälte und Dunkelheit im Winter waren bitter empfundene Übel. Man genoß den Reichtum, Ämter und Ehren begieriger, weil sie noch mehr als heute von dem Elend der umgebenden Welt abstachen.«

Auf der anderen Seite und nur um ein einziges Beispiel zu nennen, hat der Historiker Philippe Ariès den Standpunkt vertreten, daß der Tod im Mittelalter weniger hart, weniger schmerzlich und versöhnlicher als heute war. In seinen *Essais sur l'histoire de la mort en Occident* (1975) stellt er fest: »So starb man durch Jahrhunderte und Jahrtausende: In einer Welt, die dem Wandel unterworfen war, wirkte die traditionelle Einstellung gegenüber dem Tod wie eine einzige Tatenlosigkeit und Kontinuität. Die einstige Haltung, wonach der Tod zugleich vertraut, immer in der Nähe, rasch zu erlangen und gleichgültig war, unterscheidet sich stark von der unseren. Wir haben solche Angst vor dem Tod, daß wir ihn noch nicht einmal beim Namen zu nennen wagen.« Dieser »domestizierte Tod« nach Ariès scheint sich doch deutlich von der Herbheit des menschlichen Lebens im Mittelalter abzuheben.

Es wäre zu bequem zu behaupten, die Wahrheit liege in der Mitte zwischen diesen beiden Thesen, die ich an dieser Stelle mit Absicht stark verkürzt wiedergegeben habe. Im Sinne meines Themas stelle ich nur fest, daß bei der Betrachtung des Alters, zwischen Respekt vor ihm und der Bosheit der »alten Vetteln«, wie sie durch viele mittelalterliche Texte geistern; beim Studium der Einstellung gegenüber dem Kranken, der zugleich ausgestoßen und auserwählt war; oder ganz besonders der Toten, gemartert oder glorifiziert, immer aufs neue der Widerspruch auftaucht, der im Mittelalter den Körper in allen seinen Aspekten betraf. Und eben dieser Widerspruch erlaubt auch, ein detailliertes Bild davon zu entwerfen, was Leben und Sterben im Mittelalter bedeutete.

Der Lebensweg

Die Reaktion des Christentums auf die Beständigkeit und Widerständigkeit des Körpers vor allem in den Volksbräuchen hieß also, ihn zu zivilisieren und auf die allernotwendigsten Lebensäußerungen zu reduzieren. Da die Kirche ihn nicht vollständig überwachen und dressieren konnte, versuchte sie ihn mit einem Regelwerk zu überziehen: das Leben und den Tod gänzlich zu beherrschen.

Aber von welchem Leben sprechen wir? Von welcher Lebensdauer? Zu diesem Punkt kommen die historischen Forschungen, vor allem durch die Unterstützung der Archäologie, voran. Die Ausgrabungen auf den Friedhöfen ergaben noch nicht viel darüber, wie hoch die Lebenserwartung der Menschen im Mittelalter war; sie lassen nur den Schluß zu, daß die Säuglingssterblichkeit enorm war. Aber zum Beispiel am Rückgang der Zahnkaries erkennt man Fortschritte in der Ernährung und der Kenntnis über Nahrungsmittel bei den Menschen in dieser Epoche, die ihrem Körper einen neuen Wert beimaßen.

Die gröbste Methode, die damalige Lebenserwartung zu bestimmen, würde darin bestehen, den Anfang der *Göttlichen Komödie* noch einmal zu lesen. Dante beginnt: »Auf der Hälfte meines Lebenswegs ...« Der Dichter war damals 33 Jahre alt. Aber eine wissenschaftliche Folgerung erlaubt dieser epische Vers nicht. Zweifellos hat Dante ihn so hingeschrieben, weil dies auch das Alter Jesu Christi war, als er den Tod am Kreuz starb. In aller Regel sind die Historiker, die sich mit der Demographie befaßt haben, der Ansicht, die Lebenserwartung habe damals zwischen 35 und 40 Jahre betragen.

Die Lebensalter

In diesem Fall stammt die Einteilung des Lebens in Altersstufen wirklich unverändert aus der Antike; sie wurde vom Christentum allerdings in einem viel stärker eschatologischen Sinn umgedeutet mit der Ausrichtung des menschlichen Lebens an der Heilsgeschichte. Agostino Paravicini Bagliani hat festgestellt, daß »die Kultur des Mittelalters alle bedeutenden Schemata der Lebensalter, wie sie in der Antike entwickelt wurden, aufgesammelt hat, vor allem solche, die von den Zahlen 3, 4 und 7 ausgehen«.[1]

Die Zahl 3 ist bei Aristoteles zu finden. In der *Rhetorik* heißt es, das Leben laufe in drei Phasen ab: Wachstum, beständige Höhe und Niedergang, entsprechend einer biologischen Kurve mit ihrem Höhepunkt im Alter der Reife: »Alle nützlichen Eigenschaften, die die Jugend und das Alter für sich getrennt besitzen, sind in der Zeit der Reife vereint; in Hinsicht auf Ausschweifungen und Fehler befindet sie sich im mittleren und passenden Maß.« Diese Vorstellung hat man im Mittelalter ganz allgemein und Dante im besonderen für sich übernommen; er sagte, daß »das Leben nur ein Aufstieg und ein Abstieg« sei, und er verlegte die »vollkommene Natur« des Menschen in das Alter der Reife, also 35 Jahre.

Sehr häufig wurden im Mittelalter die dreißiger Jahre als das »vollkommene Lebensalter« bezeichnet, weil Christus gemäß Hieronymus in diesem Alter starb und damit »die Zeit seines irdischen Lebens in seinem Körper vollendete«. Abaelard nannte die 30 Jahre »das vollkommene und reife Alter«, weil Christus sich damals im Jordan taufen ließ. Auf diese Weise verbreitete sich auch die Idee, das Alter bei der Taufe und beim Tod und der Auferstehung Christi sei zugleich das ideale Alter des Priesters.

Die Zahl 4 war die wichtigste im Mittelalter. Sie stammt von dem griechischen Philosophen Pythagoras, der nach dem Bericht des Diogenes Laertius »das Leben des Menschen in vier Phasen aufteilte und jeder Phase 20 Jahre zumaß«. Diesen vier Lebensaltern entsprachen die vier Körperflüssigkeiten, die von dem Mediziner Hippokrates beschrieben wurden: Das Kind ist feucht und warm, der Jugendliche warm und trocken, der erwachsene Mensch trocken und kalt, der alte Mensch kalt und feucht. Aber die Parallelen gingen noch weiter. Bei Celsus und Galen entsprachen die vier Elemente Wasser, Erde, Luft, Feuer und die Temperamente, die den Körperflüssigkeiten Blut, Galle, Schleim, schwarze Galle entstammten, ebenfalls den Lebensaltern.

Diese vier Lebensalter findet man im Mittelalter insbesondere bei Albert dem Großen wieder, weil sie »den Vorteil hatten, die wichtigen Veränderungen des menschlichen Körpers und eine genauer abgestufte biologische Sicht wiederzugeben«, so Agostino Paravicini Bagliani; aber vor allem weil diese antiken Spekulationen ganz genau an den vier Jahreszeiten festhielten, die Gott nach der Schilderung der Schöpfungsgeschichte am vierten Tag erschaffen hatte. »Die Zahl 4«, heißt es weiter, »erlaubte also die perfekte Kombination mit der eigentlichen Grundlage des antiken und mittelalterlichen Menschenbildes, wonach der Mensch ein Mikrokosmos, also ein Kosmos en miniature ist.« Hier war die Symbolik bestimmend.

Auch die Zahl 7 war griechisches Erbe. Isidor von Sevilla griff sie auf; er unterschied die Jahresspannen vom ersten bis zum siebten Jahr *(infantia)*, bis 14 Jahre *(pueritia)*, von da bis 28 Jahre *(adolescentia)*, danach bis 50 Jahre *(juventus)*, dann bis 70 Jahre *(gravitas)*, über 70 Jahre *(senectus)* und darüber hinaus *senium*, was soviel wie Senilität bedeutet.

Die fünf oder sechs Lebensalter waren eine Erbschaft der Kirchenväter. Im Spätmittelalter wurden dann nur noch die 12 Lebensalter erfunden, wie das anonyme Gedicht aus dem 14. Jahrhundert *Les Douze Mois figurez* belegt, das auch die physiologische Entwicklung des Menschen im Jahresablauf berechnet. Auf diese Weise blieb also im Mittelalter die biologistische Betrachtungsweise der Antike erhalten, aber man ging darüber hinaus oder lockerte sie durch eine symbolische Neuinterpretation auf. Die Christen sprachen nicht mehr von »Niedergang«, sondern von einer ständigen Wanderung auf das Reich Gottes zu. Nach Augustinus wurde der Greis als neuer Mensch betrachtet, der sich auf das ewige Leben vorbereitete.

Minne oder Affären

Der Historiker Irénée Marrou überlegte: »Haben die Liebenden, die von den Troubadouren besungen wurden, miteinander geschlafen?« Auch Georges Duby stellte sich diese Frage. Sie muß offenbleiben, denn die Beziehungen zwischen Körper und Liebe waren im Mittelalter keine Selbstverständlichkeit. Auf der einen Seite priesen die höfischen Romane die Liebe, auf der anderen wurde sie von der Kirche aufgeteilt und war strikt auf die Ehe beschränkt, die seit dem 11. Jahrhundert mit einer Zeremonie geschlossen wurde und reglementiert war.

Aber die Literatur schmückte zweifellos die Realität aus. Die ritterliche oder »höfische« Liebe war sogar vielleicht eine Art, das völlige Fehlen von Sexualität und Leidenschaftlichkeit zu bemänteln. Es war eine Epoche, die dem freien Ausleben des Körpers und den Regungen des Herzens nicht so günstig war, wie es die Romane und die Lieder ausmalten. Kriege und Kreuzzüge ließen dem Liebesabenteuer nur wenig Raum, auch wenn sogar viele Kreuzfahrer nach Jerusalem aufbrachen, um eine Frau zu nehmen, wie es der Chronist Fulcher von Chartres bezeugt, angesichts der Ehelosigkeit, die durch das Bevölkerungswachstum ausgelöst worden war.

In den Erzählungen wurden zunächst Blicke gewechselt – was wieder einmal zeigt, daß der Augensinn im Mittelalter der wichtigste war –, und wenn der Funke übergesprungen war, gab der Verliebte immer häufiger Seufzer von sich, bat flehentlich, und schließlich wurde der Geliebte mit einem Kuß geadelt, am Ende war er dann der Liebhaber. Der *Roman de la rose* erteilt sogar subtile, unvergleichliche Lektionen der sexuellen Freuden: »Und wenn sie sich dann ans Werk machen, soll jeder von beiden so sorgfältig und genau darauf achten, daß die Lust unfehlbar im selben Moment bei beiden eintritt… Es darf nicht sein, daß einer den anderen hinter sich läßt; sie dürfen nicht aufhören zu segeln, bis sie gemeinsam den Hafen erreichen; so werden beide die vollkommene Sinnenlust kennenlernen.«

Wollust und Freizügigkeit, Erotik und Berührungen: Die höfischen Erzählungen sind sogar häufig Ehebruchdramen, wie etwa Tristan und Isolde oder Ginevra und Lancelot. Aber die Kirche blieb wachsam, auf dem Umweg über die Beichtväter, die solche Fehltritte bestraften, um die Laien zur asketischen Moral zu bekehren, häufig unterstützt von den Familien, die den Wunsch hatten, die Ehen zu arrangieren, auch wenn seit dem 12. Jahrhundert das Einverständnis beider Partner vorgeschrieben war. Aber auch da gestand die Kirche diese »Zeit der Umarmung« zu, von der Jean-Louis Flandrin spricht und die zwischen 91 und 185 Tage im Jahr betrug. Der Karneval des Herzens brach sich durch die Fastenzeit des Körpers Bahn.

Es klingt jetzt einigermaßen brüsk und ernüchternd, aber im Mittelalter hatte man zweifellos keine Ahnung davon, was wir heute Liebe nennen. Das Wort hatte sogar eine abwertende Bedeutung. *Amor* bezeichnete die verzehrende und ungezähmte Leidenschaft. Der Begriff *caritas* wurde viel häufiger verwendet, weil er aus einer Hingabe erwuchs und Formen von Einfühlung in den Nächsten (meist den Armen oder den Kranken) mitschwingen ließ, aber vollkommen frei von sexuellen Anspielungen war. Die Troubadoure besangen zwar die *fin'amors*, die feinsinnige Liebe, die man höfisch nannte, weil sie an den feudalen Höfen der Provence ihren Ursprung hatte, aber die Mißbilligung von *amor* zugunsten von *caritas* änderte sich nicht. Das soll aber nicht heißen, daß die Männer und die Frauen damals nicht die Aufwallungen des Herzens und die Abenteuerlust des Körpers kannten oder keine körperliche Lust und kein Liebesverlangen – nur die Liebe, eine Empfindung der modernen Zeit, gehörte nicht zu den Grundstimmungen des Mittelalters.

Nur Abaelard und Héloïse scheinen die Ausnahme gewesen zu sein. Da die Authentizität ihres Briefwechsels sozusagen gesichert ist, stünden sie am historischen Beginn der Äußerung von Liebesgefühl. Beide brachen zum Beispiel aus den gewohnten Regeln der Eheschließung aus. Aber sogar in diesem außergewöhnlichen Fall einer Verbindung von einer jungen Frau von 15 Jahren mit einem Lehrmeister, der schon in reiferem Alter war, aus dem niederen Adel stammte und schließlich durch die Arglist Fulberts wegen dieser Beziehung entmannt wurde, wird die Liebe niemals in der Ichform ausgesprochen. Beide hielten auch später den Sohn, der ihnen geboren wurde, aus ihrer Liebe heraus.

Man hat sogar in der höfischen Liebe den Ausdruck einer verdrängten Homosexualität sehen wollen. Bei den Griechen und Römern wurde sie toleriert, aber im Christentum nachdrücklich verurteilt. Speziell im 12. Jahrhundert allerdings scheint sie wieder toleriert worden zu sein, so daß man diese Epoche sogar als die Zeit des Ganymed[2] bezeichnen konnte. Aber danach, im 13. Jahrhundert, wurde die Homosexualität endgültig und rigoros verurteilt, obwohl sie im 15. Jahrhundert etwa in Florenz allgemein üblich war.[3]

Kannten die Männer und die Frauen im Mittelalter die Erotik? Natürlich ist der Begriff hier ganz anachronistisch eingesetzt, denn er stammt von der griechischen Gottheit Eros und tauchte erst im 18. Jahrhundert in unserem modernen Sinn auf. Bezweifeln kann man es kaum, zumal die Lieder und die Fabeln, die Skulpturen und die Miniaturen geradezu überquellen von obszönen Figuren, anstößigen Stellungen und zügellosen Umarmungen.

Eine sehr spezielle Erotik entwickelte sich im Mittelalter: die tierische Erotik. Die Handbücher der Beichtväter bestätigen, wie diese Wahnvorstellungen und Praktiken um sich griffen, mit denen Tiere untereinander zusammengebracht wurden oder sogar metaphorisch – abgesehen von bekanntgewordenen Fällen regelrechter Bestialität – Menschen mit Tieren, was die Kirche verurteilte, verfolgte und bestrafte. Die Allgegenwart der Wälder und Felder in der mittelalterlichen Gesellschaft – wie gesagt 80 Prozent Bauern – prägte die Realität und das Imaginäre vollständig. Nähe und Vertrautheit mit den Tieren, einer ganz besonderen Welt der Symbole, hatten sich etabliert – aber auch Wahnvorstellungen.

Die Erotik tauchte insbesondere in den sogenannten Marginalien, den Rändern der Handschriften, auf. Dort findet man den Körper wie sonst nirgends abgebildet. Die Randspalten dienten dem Vergnügen, der Zerstreuung und der Verzierung. Vor allem waren sie nichtzensierte Räume, wo anstößige oder schlüpfrige Themen sich reichlich ausbreiten konnten. Der Körper tobte sich auf diesen Randspalten aus.[4] So veranschaulicht auch die Erotik ein weiteres Mal sehr genau diese Widersprüchlichkeit, die das ganze Mittelalter durchzieht; sie bekämpft eine hartnäckige Vorstellung, die Vorstellung einer Epoche, die dem Körper feindlich gegenüberstand. Ein junger Historiker hat unter Zitierung der entscheidenden Beiträge von Huizinga, Bachtin und Eco festgestellt, daß »das unbekümmerte erotische Wissen, das im Mittelalter aufkam, aus der Ambivalenz, also aus der Mischung der literarischen Genres stammt. Die Fabeln bieten zugleich Obszönes und Raffinement, die abendländische Lyrik vermischt ständig Empfindung und Sinnlichkeit; die mystische Vereinigung mit Gott zeigt sich am Körper der Frauen, die sich einem eindringenden Gott hingeben; eine Nonne stillt einen Affen auf der Randspalte des Lancelot-

Romans; die Klöster sind von steinernen Untieren bewohnt. Also ist es der Geist, der das Fleisch zum Leben erweckt. Und der Körper hat eine Seele.«[5]

Denn uns ist ein Kind geboren

Im Mittelalter zeigten sich die Menschen relativ uninteressiert für die schwangere Frau, und sie genoß auch keinerlei besondere Fürsorge. Diese Gleichgültigkeit, oder besser Neutralität war genauso bei den Gebärenden in den höheren Ständen der Gesellschaft wie bei den niederen zu beobachten.

Ludwig der Heilige zum Beispiel nahm seine Gemahlin mit zum Kreuzzug, und während des ganzen Krieges mußte sie ihm mehrere Kinder zur Welt bringen. Die Aufmerksamkeit für die Schwangerschaft war so gering, daß sie, als er von den Ägyptern gefangengenommen wurde, das Lösegeld zusammenbringen mußte, um ihn aus den Händen der Entführer zu befreien – und damals war sie im achten Monat schwanger.

Ein Vorfall im Leben der Ehefrau Philipps III., seines Sohnes und Nachfolgers, die ihrem Gemahl in den letzten Kreuzzug Ludwigs nach Karthago gefolgt war, bestätigt dieses Desinteresse. Als Philipp König geworden war und nach Frankreich zurückkehrte, begleitete sie ihn, wieder schwanger, auf dem Landweg nach Hause. Nur die Überfahrt von Tunis nach Sizilien war zu Schiff unternommen worden. Als sie in Kalabrien einen Wildbach, der vom Regen angeschwollen war, zu Pferd überquerte, stürzte sie, fiel und kam zugleich mit ihrem ungeborenen Kind ums Leben. Also wurde auch einer hochadligen Schwangeren keinerlei Rücksichtnahme zuteil, geschweige den Bäuerinnen, die während ihrer Schwangerschaft ununterbrochen weiterarbeiten mußten.

Das Interesse für das Kind war im frühen Mittelalter reichlich schwach ausgebildet, so daß Philippe Ariès sogar den Schluß zog, daß man sich im Mittelalter überhaupt nicht für das Kind interessierte, was den Unwillen seiner Leser und zahlreicher Mediävisten hervorrief. Im großen und ganzen muß man allerdings diesem »Sonntagshistoriker«[6], wie er sich selbst nannte, recht geben. Aber man sollte die Probleme auseinanderhalten. Auf der einen Seite gab es die mütterliche und die väterliche Liebe, eines der wenigen unsterblichen und universellen Gefühle, das in allen Kulturen, Ethnien und Epochen anzutreffen ist. In diesem Punkt konnte Didier Lett das »traditionelle Bild des Vaters im Mittelalter« sehr einleuchtend revidieren: Die Figur des *pater familias*, den man sich gleichgültig, autoritär und allmächtig über Leib und Seele seiner Nachkommen verfügend vorstellte, erscheint nun, insbesondere bei den Berichten über Wunder im Verlauf von tragischen Ereignissen, ganz anders und erweitert durch väterliche Liebe.[7]

Der Verfasser zitiert, in diesem Zusammenhang sehr angebracht, das intime Bekenntnis des Florentiner Familienvaters Filippo di Bernardo Manetti, das er in seine *ricordanza*, (Rechnungsbuch) schrieb. Er erinnert an den Verlust seines einzigen Sohnes, der wie seine Ehefrau und sieben Töchter durch die Pest von 1449/50 dahingerafft wurde. Dieses Zeugnis zärtlicher Vaterliebe enthüllt auch die Beziehung, die sich zwischen dem Leichnam des Kindes und dem des gekreuzigten Christus eingestellt hat, ebenso wie die Bewunderung eines Vaters für seinen Sohn, der sich vor seinem Tod als vollendet guter Christ trösten kann: »Als sein Ende kam, war es wunderbar zu sehen, wie er, noch unreif und munter in diesem jugendlichen Alter von vierzehneinhalb Jahren, begriff, daß er sterben mußte... Dreimal während seiner Krankheit beichtete er sehr gewissenhaft und empfing den Leib des Herrn mit so viel Zerknirschung und Ehrfurcht, daß die Umstehenden von Andacht erfüllt wurden; schließlich, als er die letzte Ölung erbeten hatte und gemeinsam mit den ihn umgebenden Ordensgeistlichen fortfuhr zu psalmodieren, übergab er in großer Geduld seine Seele dem Herrn.«[8]

Aber abgesehen von dieser elterlichen Liebe hatte das Kind auch seinen Platz in der Gesellschaft. Unsere moderne Welt hat ihm inzwischen ja einen zentralen Rang eingeräumt, vor allem in den Mittelmeerländern und speziell in Italien, wo das Kind zum »König Kind« aufgestiegen ist.

Allem Anschein hat man im Mittelter dem Kind keine vergleichbare Bedeutung verliehen. Im 13. Jahrhundert allerdings wurde es zunehmend wertgeschätzt. Zunächst und wie immer im Mittelalter muß man die Gründe und die Legitimation eines machtvollen Gefühls in der Religion suchen. In diesem Fall war es das Jesuskind, das mehr in den Vordergrund rückte, dies vor allem weil mehrere apokryphe Evangelien herausgegeben wurden, die vom Leben des Kindes Jesus berichten. Gleichzeitig kam immer mehr Spielzeug auf, das man zum Üben benutzen oder hätscheln konnte, wie zu sehen auf den Miniaturen oder bei den Ausgrabungsfunden der Archäologen. Schmerzerfüllte Trauerbekundungen beim Tod eines Kindes wurden häufiger und sichtbarer. Zuvor waren sie eher selten zu sehen, nicht nur aus Gleichgültigkeit, sondern auch wegen einer gesellschaftlich bedingten Zurückhaltung in dieser Hinsicht.

Dieses wiedergewonnene starke Interesse für das Kind zeigte sich auch in der außerordentlich wachsenden Beliebtheit des Weihnachtsfestes in der Liturgie und in der mittelalterlichen Bildkunst. Die Darstellungen der Geburt Christi bekamen am Ende dieser Epoche außerdem einen viel realistischeren Zug und entsprachen damit der ganz allgemeinen Entwicklung der mittelalterlichen Malerei. Die Darstellung der Christnacht wuchsen sich zu regelrechten Niederkunftsszenen aus, mit einer jungen Mutter in den Wehen und Dienerinnen, die das Neugeborene in einem Wassertrog waschen, während der Betrachter in den Darstellungen der Vorgänge draußen nur einen zweifelnden, auch mürrischen und häufig komisch wirkenden heiligen Josef erkennen konnte, der auf einem Bild in einer Ecke stehend so aussieht, als überlegte er, wie diese Geburt überhaupt zustande kommen konnte.

Gegen Ende des Mittelalters verschwand der Vater schließlich ganz aus den Darstellungen der Geburt Christi, entsprechend der damaligen Realität: »Die Niederkunft war in erster Linie ein familiäres Ereignis, an dem die Männer nicht teilnehmen durften.«[9] Andererseits zeigte man das Kind auch stolz vor, mit stillschweigendem Bezug auf das Jesuskind, das erst seit dem 13. Jahrhundert allmählich in die Verehrung der Gläubigen einbezogen wurde. Die Bildkünstler befaßten sich damit, den Körper und das Gesicht des Jesuskindes hübsch, ja sogar schön auszugestalten. Darstellungen von kindlichen Engeln *(putti)* häuften sich in der religiösen Kunst. »Denn uns ist ein Kind geboren.«

Mehr als je zuvor im abendländischen Mittelalter war die Taufe das wichtigste Sakrament. Nach allgemeinem Brauch wurde das Kind so rasch wie möglich nach der Geburt getauft, weil sich eine große Befürchtung am Ende des Mittelalters

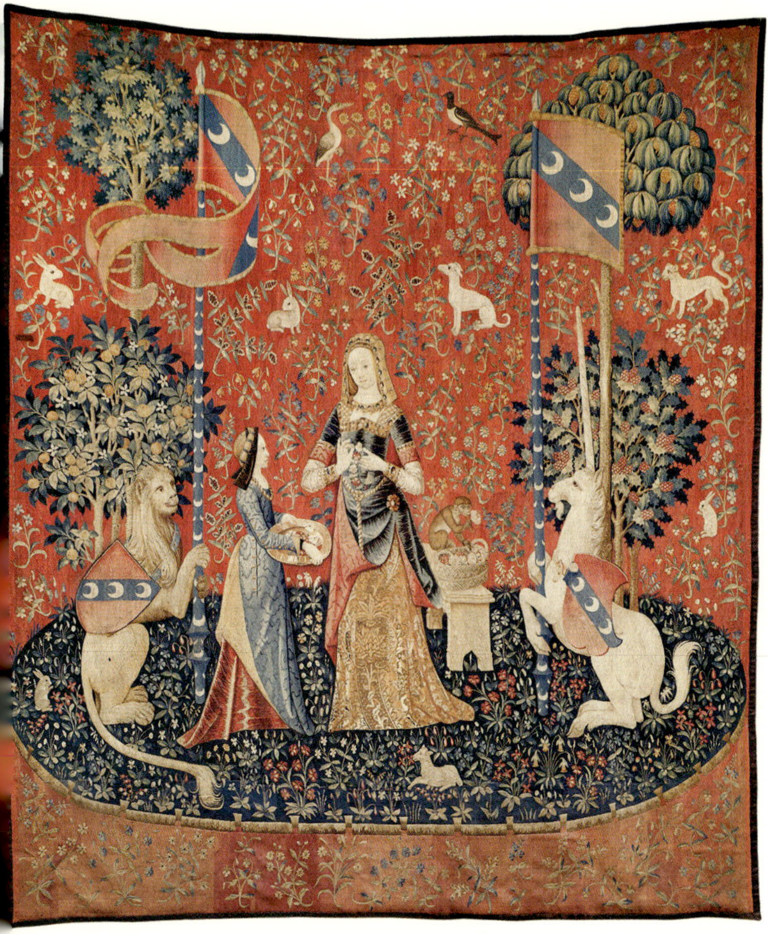

Abb. 1: Bildteppich »Der Geruchssinn«; aus der Teppichserie »Die Dame mit dem Einhorn«, gefertigt für Jean Le Viste, Herrn von Arcy (Ende 15. Jh.)

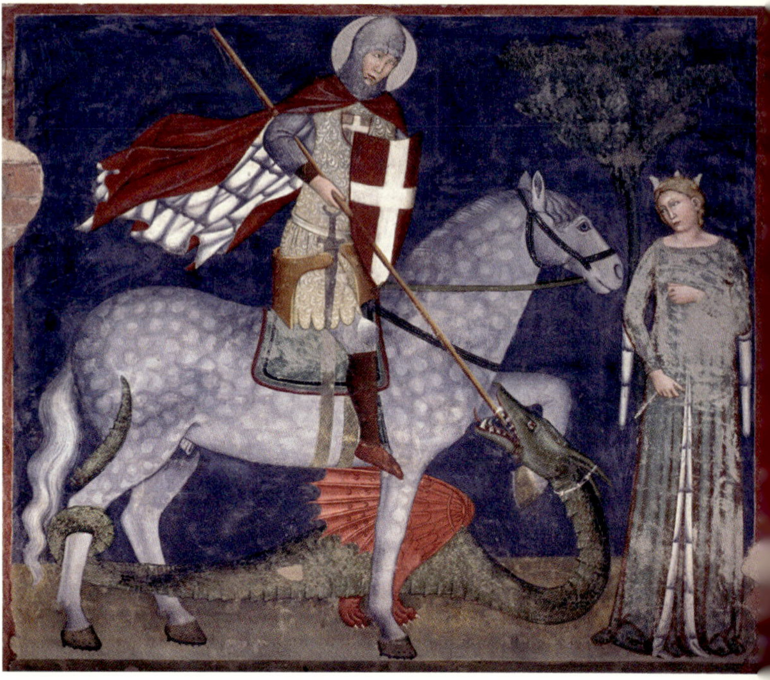

Abb. 2: Der Heilige Georg im Kampf mit dem Drachen (Mitte 14. Jh.)

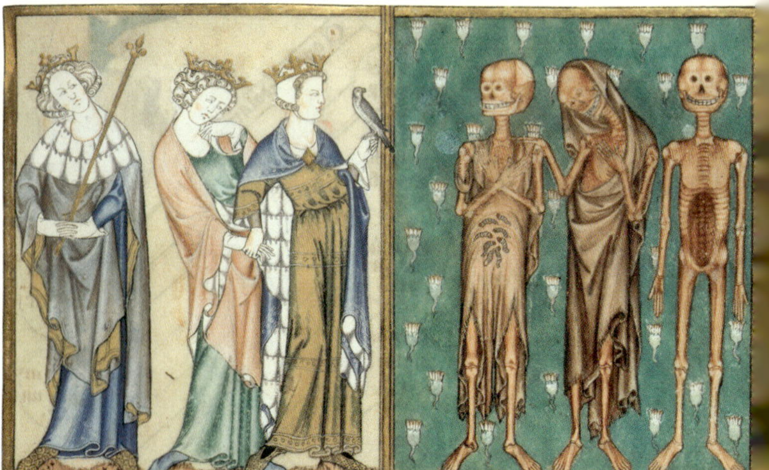

Abb. 3: Buchmalerei »Die Legende von den drei Lebenden und den drei Toten (14. Jh.)

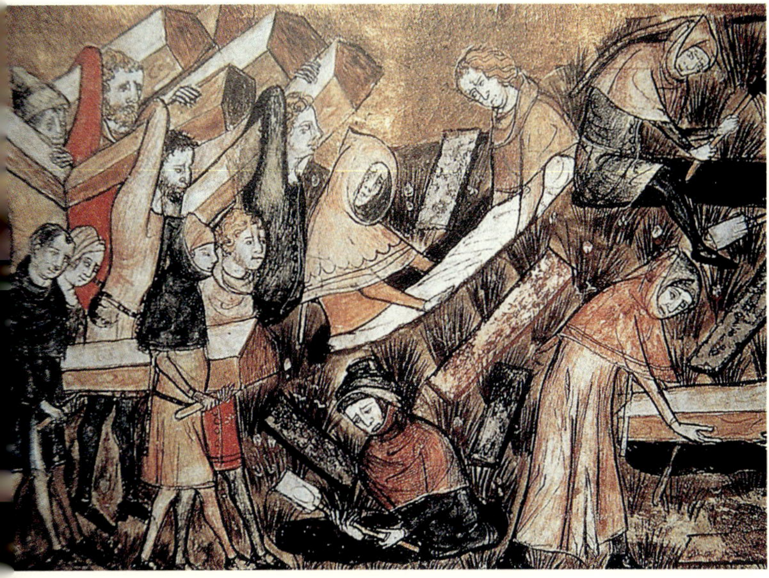

Abb. 4: Flämische Buchmalerei, »Beerdigung von Pestopfern« (1352)

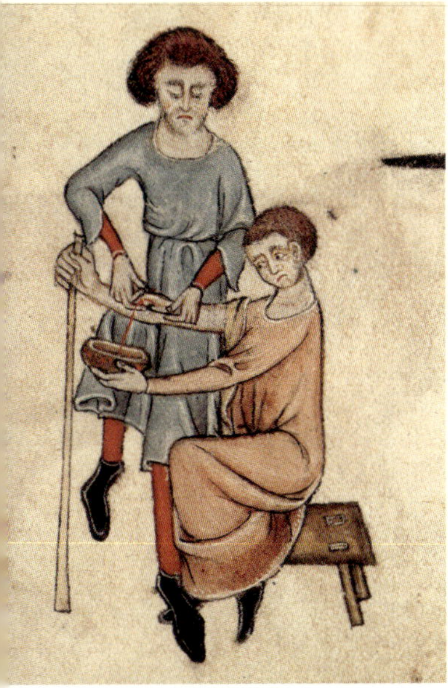

Abb. 5: Buchmalerei, aus dem Luttrell-Psalter;
Ein Arzt läßt einen Mann zur Ader (England, um 1340)

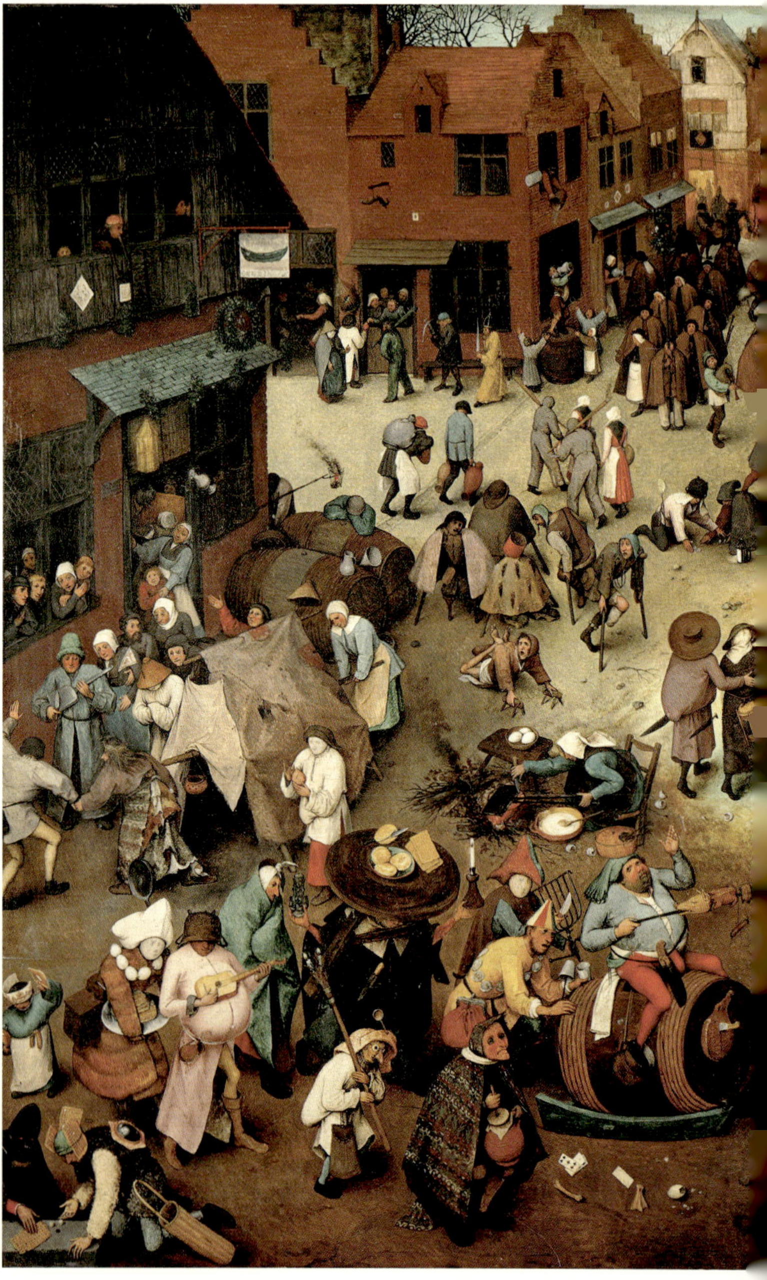

Abb. 6: Pieter Brueghel d. Ä., »Der Kampf zwischen Karneval und Fasten« (155

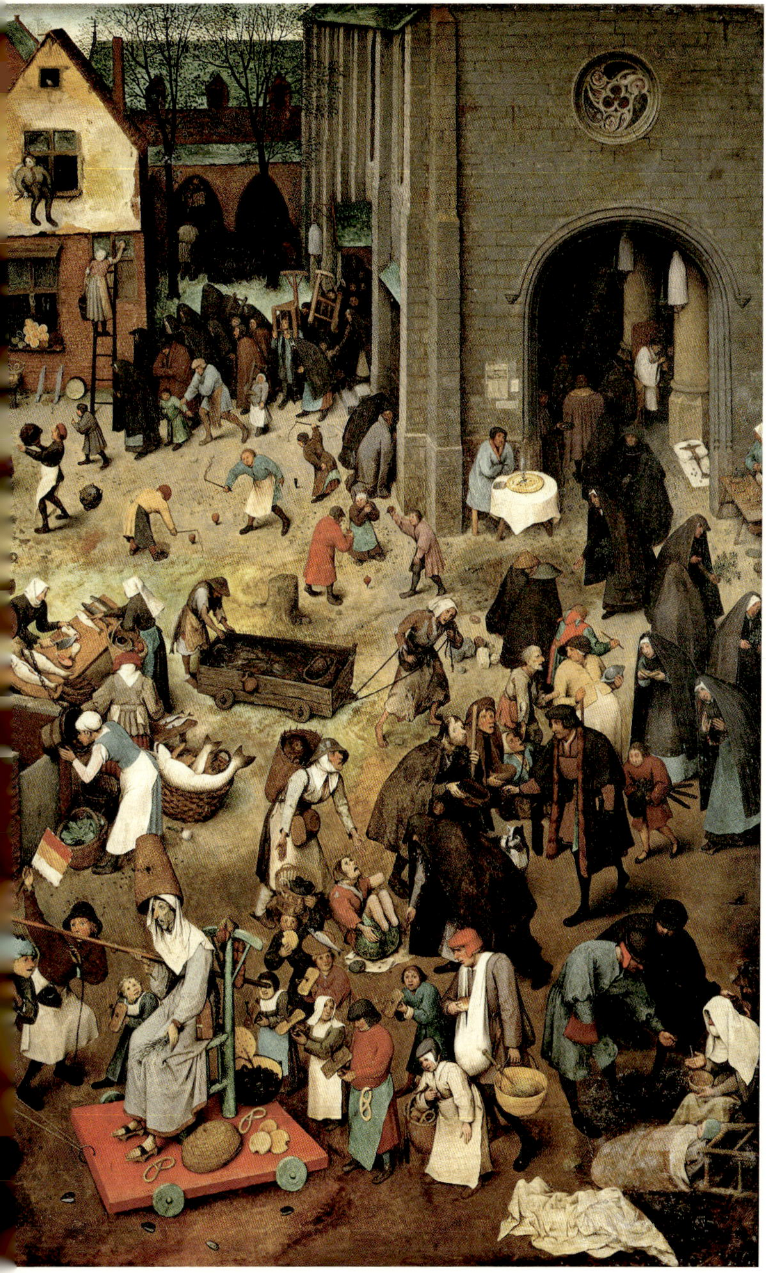

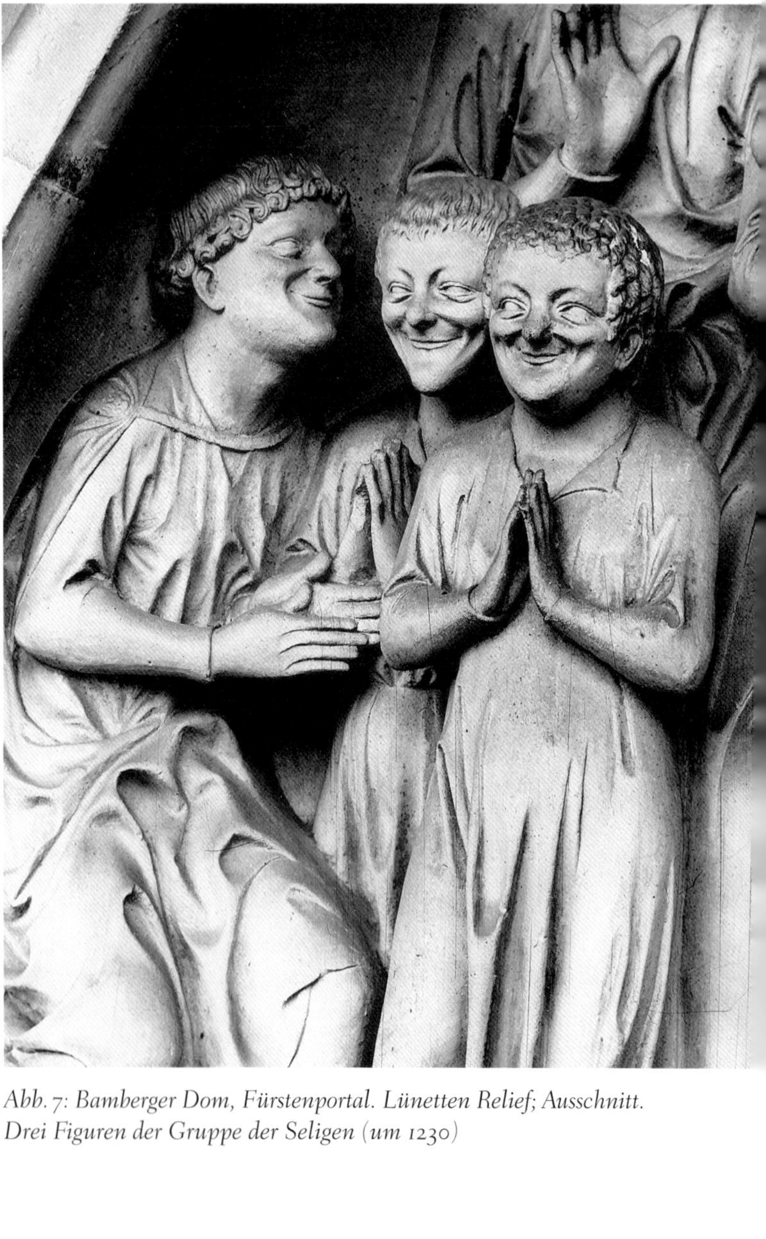

Abb. 7: Bamberger Dom, Fürstenportal. Lünetten Relief; Ausschnitt. Drei Figuren der Gruppe der Seligen (um 1230)

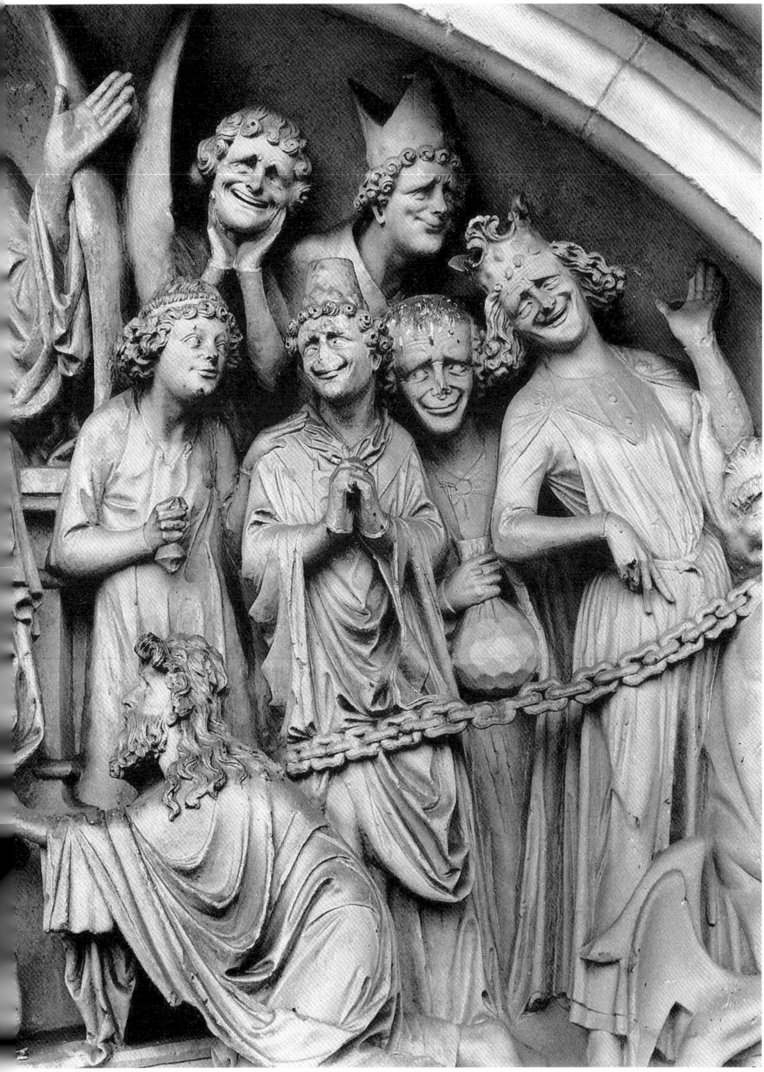

bb. 8: Bamberger Dom, Fürstenportal. Ausschnitt.
ruppe der Verdammten (um 1230)

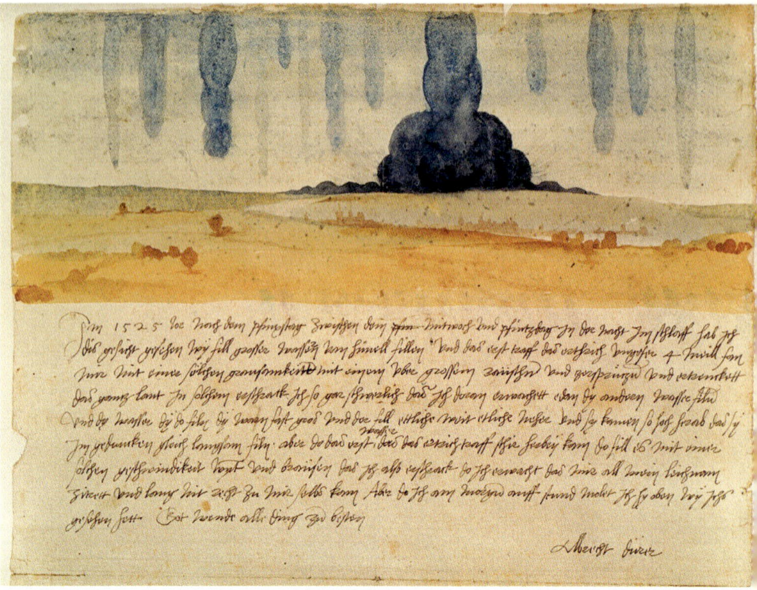

Abb. 9: Albrecht Dürer, »Traumgesicht« (1525)

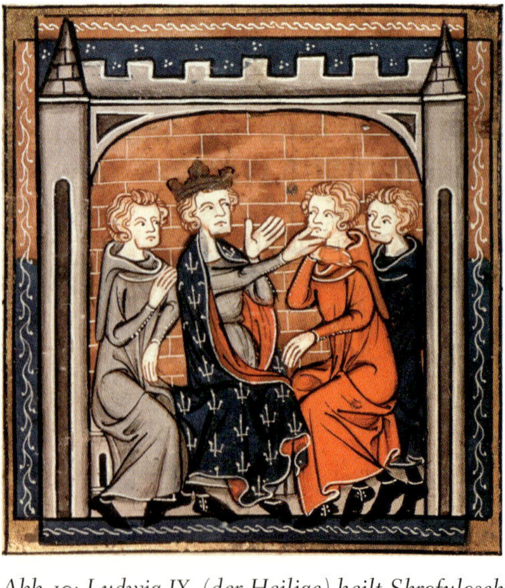

Abb. 10: Ludwig IX. (der Heilige) heilt Skrofulosekranke; franz. Buchmalerei (um 1335/40)

und insbesondere im 15. Jahrhundert noch verstärkte: Die Neugeborenen könnten vor dem Empfang der Taufe sterben. Das Schicksal der ungetauften toten Kinder im Jenseits beschäftigte die Theologen und die Beichtväter stark, allen voran Thomas von Aquin. Die bedeutenden Scholastiker des 13. Jahrhunderts kamen deshalb zu dem Schluß, daß ungetaufte Kinder der ewigen Seligkeit im Paradies verlustig gingen. Sie lebten für alle Ewigkeit in einer Art Vorhimmel, dem Limbus, sogar einem speziellen Limbus, dem *limbus puerorum*, wo den Kindern kein Leid geschähe, aber sie seien der Anschauung Gottes entzogen.

Und doch vermehrten sich im 15. Jahrhundert die sogenannten »Sanktuarien der Ruhe« stark, in die man die totgeborenen Kinder trug. Nach der Überlieferung sollten sie vielleicht durch ein Wunder vorübergehend wieder zum Leben erwachen, damit man sie taufen konnte. Die ungetauften Kinder erhielten dadurch eine Art Wartezeit im Tod, damit sie dem Limbus entgingen. Auch wenn die Taufe nicht mehr durch vollständiges Eintauchen des Körpers in einem Wasserbecken vollzogen wurde, blieb die Kindertaufe das wichtigste Sakrament der Christen, und sie blieb mehr als je zuvor eine Geste des Körpers.

Würde und Bosheit des Alters

Wie schon gesagt, war die Lebenserwartung im Mittelalter gering. Greise wurden mehr oder weniger als Ausnahme betrachtet. Einige Texte sprechen immer wieder von einer Person oder Persönlichkeit, die »alt« sei, aber sie ist nur 45 Jahre alt. Wenn man die Lebensdauer der Könige von Frankreich betrachtet, war es schon außergewöhnlich, im Alter von über

50 oder 55 Jahren zu sterben. Das soziale Umfeld, in dem Männer und Frauen ein höheres Alter erreichten, war deshalb sehr angesehen. Das traf vor allem für gesellschaftliche Gruppen zu, die sich eine sorgfältig ausgewählte Nahrung leisten konnten und eine gesündere Lebensweise anstrebten; das waren die Klöster. Im ganzen Mittelalter zogen deshalb die Greise einen Nutzen aus dem Vorbild alter Mönche. Darüber hinaus war in einer Epoche ohne reichhaltige Archive das Gedächtnis das Kapital der Alten. Da die Menschen dieser Zeit den Ursprüngen eines Brauchs oder einer Tradition hohen Wert beimaßen, holten die Leute ihren Rat über alle möglichen Dinge ein. So wurden zum Beispiel die Greise in einer Domäne auf der Île-de-France von der Mutter Ludwigs des Heiligen, Blanca von Kastilien, befragt, auf welche Zeit die Leibeigenschaft der Knechte zurückgehe, die um ihre Freilassung baten.

Bei den Frauen war die Situation unterschiedlich. Die alte Frau hatte, wenn sie nicht eine mächtige Zauberin wurde, ein schlechtes Ansehen. Ein Begriff, den man häufig in den Texten, speziell in den erbaulichen Geschichten findet, illustriert diese Verachtung: *vetula,* »Vettel«; noch in der neueren Literatur steht er für »böses altes Weib«. Folglich war auch das hohe Lebensalter Objekt einer Polarisierung, wie so häufig in dieser Epoche: zwischen der Würde und dem umfassenden Gedächtnis einerseits und der Bosheit, insbesondere der weiblichen, andererseits. Das gleiche galt für die Kinder; sie waren teils voll kindlicher Unschuld (Jesus Christus sagt: »Lasset die Kinder zu mir kommen«), teils wurde ihnen kindliche Bosheit unterstellt, wenn sie noch nicht in das schon damals so bezeichnete »vernünftige Alter« eingetreten waren, und sie waren eine leichte Beute für den

Teufel, den Versucher. So schwankte auch das hohe Alter in der Einschätzung der Leute zwischen Bewunderung und Verachtung. Genauso wie das Kind Jesus entscheidend für die wachsende Aufmerksamkeit war, die man der Kindheit widmete, brachte das Bild der alttestamentarischen Patriarchen den Greisen mehr Respekt ein. Aber wie Didier Lett hervorhebt, »es war zugleich verdunkelt wegen des Anblicks von körperlichem und moralischem Verfall, der den Christen die Erbsünde mahnend vor Augen führte«.[10]

Krankheit und Medizin

An die Seuchen im Mittelalter wird häufig erinnert, insbesondere an die Pest. Übrigens zu Recht, denn diese bakterielle Infektionskrankheit, die gleichzeitig Menschen und Nagetiere befällt, hat zahlreiche Verheerungen angerichtet. Es waren also nicht nur die fünf Jahre zwischen 1347 und 1352, in denen die Beulenpest, genannt »Schwarze Pest«, ein Viertel der Bevölkerung des Abendlandes dahinraffte. Wie Jacques Berlioz bemerkt, »hat diese Epidemie das Mittelalter eröffnet und auch beschlossen«; es war von dieser Geißel der Menschheit geprägt.[11]

Die erste Beulenpest – so genannt wegen der Beule, die anzeigte, daß sich der Ansteckungsbazillus unter der Haut befand – tauchte zum erstenmal zwischen 541 und 767 auf; allerdings traf sie nicht auf die Bedingungen für eine weitere Verbreitung. Die zweite war viel verheerender; wegen der Umstände ihres Auftauchens kann man sie wohl genauer datieren. Diese Seuche ging von der genuesischen Kolonie Kaffa am Schwarzen Meer aus, und sie wurde zu Schiff in

Italien eingeschleppt. In Kaffa hatten mongolische Belagerer Pestleichen über die Stadtmauer geworfen, denn sie wußten, daß diese Krankheit ansteckend war und zum Tode führte. Dank dieser todbringenden Kriegslist erreichten sie, daß die genuesischen Kolonisten starben, und sie konnten die Festung einnehmen. Die Überlebenden der Kolonie schleppten diesen Bazillus in die Städte der italienischen Halbinsel ein. Durch Tröpfcheninfektion steckte sich seitdem ein Mensch am anderen an.[12] Dieser Kampf um Kaffa markiert die Anfänge der »Schwarzen Pest« und war eine der ersten Episoden in der Geschichte der biologischen Kriegsführung; sie wurde schon, wie im Alten Testament berichtet, in der Episode von der »Pest der Philister« angewendet.

Wie die Historiker Jole Agrimi und Chiara Crisciani betonen, führte die Pest im Mittelalter auf eine ganz brutale Weise »einen Tod neuen Typs ein, plötzlich und unberechenbar. Die Krankheit wurde dadurch gleichbedeutend mit dem Tod.«[13] »Ein Drittel der Menschheit starb«, notierte sogar der französische Chronist Froissart beim Bericht über diese neue Heimsuchung. »Die Beziehungen zwischen der Gemeinschaft der Lebenden und der Welt der Toten wurden umgestürzt. Die Trauerzüge und die herkömmlichen Bestattungsrituale mußten in zahlreichen Städten verboten werden. Dort wurden die Leichen vor den Haustüren aufeinandergestapelt. Die Beerdigung, falls sie noch möglich war, geschah summarisch, und das Ritual wurde auf ein Minimum reduziert«, heißt es weiter bei Agrimi und Crisciani. Die Phantasie hörte nicht auf, ein Klima von panischer Furcht, von körperlichen und spirituellen Leiden zu schaffen. Die Empfehlungen zum Schutz vor der Krankheit im *Tractatus de pestilentia* von Pietro da Tossigno vermitteln einen Eindruck von den

Vorsichtsmaßnahmen gegen die Pest; sie erinnern auch an die Vorschriften, die unsere Zeitgenossen während des Ausbruchs von SARS (atypische Lungenentzündung), die in Südostasien so genannt wurde und vermutlich dort auch entstanden ist, befolgten: »Man muß nach Möglichkeit die öffentlichen Verhandlungen sorgsam meiden, damit sich nicht der Atem der Menschen miteinander vermischt und eine einzelne Person mehrere andere ansteckt. Man muß also allein bleiben und andere meiden, die aus einem Ort kommen, wo die Luft infiziert ist.«

Trotz dieser Empfehlungen zeigte die »Schwarze Pest« die Grenzen, ja sogar den Bankrott der scholastischen Medizin auf; sie war außerstande, die Epidemie einzudämmen, und stürzte dadurch den ärztlichen Beruf in eine tiefe Krise; seine Standeskorporation trat jetzt in Konkurrenz zu den Chirurgen und den Barbieren, die sich bis dahin eher ergänzt hatten.

Aber abgesehen davon, daß das ausschließliche Augenmerk auf die Pest dazu beitrug, eine »schwarze Legende« über das Mittelalter zu nähren, verschleierte diese auch den wahren Gesundheitszustand der »hinfälligen Menschen« dieser Zeit, deren Körper, so Jacques Berlioz, »den Risiken der Umwelt ausgesetzt war«. Die Geschichte der Krankheiten ist vor allem eine Geschichte der Endemien, der allgegenwärtigen Krankheiten, so zum Beispiel das »Schweißfieber«, eine Krankheit mit hohem Fieber, das sehr starke Schweißausbrüche mit sich brachte. Sie tauchte erst am Ende des Mittelalters, im 14. Jahrhundert auf. Dazu gehörten außerdem die Schwindsucht oder die Skrofeln, eine tuberkulöse Drüsenentzündung, und schließlich auch die Lepra, die sich seit dem 7. Jahrhundert in Europa ausbreitete und »das größte Gesundheitsproblem des Mittelalters«[14] war. Aber sie war trotz allem auch eine spirituelle Angelegenheit, denn im Mittelalter erfaßte jede Krankheit das gesamte Sein und hatte ihre eigene Symbolik.

Der Leprakranke war danach ein Sünder, der seine Seele und seinen Körper von allen Verunreinigungen, speziell der Wollust, befreien wollte. Der leidende Körper des Leprakranken war also die Lepra der Seele. Viele glaubten, der Leprakranke sei von seinen Eltern in den Zeiträumen gezeugt worden, die für den ehelichen Beischlaf verboten waren (Fastenzeit, Vorabende von Kirchenfesten u. a.). Demnach war die Lepra ein Produkt der Sünde im eigentlichen Sinn, ja noch schlimmer: einer sexuellen Verfehlung.[15] Die Wurzeln dieser Entwürdigung reichen weit zurück: »Solange die Stelle an ihm ist«, heißt es im 3. Buch Mose 13,46, soll der Leprose »unrein sein, soll allein wohnen, und seine Wohnung soll außerhalb des Lagers sein.«

Die Leprosorien – 2000 gab es in Frankreich im Jahr 1226 – entwickelten sich also zu Orten der Verbannung, Orten der »Ketzer«, für die metaphorisch die Leprakranken standen, Orten der Ausgrenzung und der Strafe, die – wie Foucault dies im Fall des Wahnsinns gezeigt hat – Vorläufer für andere waren. Durch einen Amtsakt zivilrechtlich für tot erklärt, wurde der Leprakranke ein lebender Leichnam, ohne sein Hab und Gut, von seiner Familie und seinem sozialen und materiellen Umfeld getrennt. Er durfte das Haus verlassen, aber er mußte jegliche Berührung mit anderen Menschen vermeiden, indem er seine laute Schelle schwang, deren Ton jedem bekannt war. Lepra und Häresie wurden oft miteinander verknüpft: »Wie die Lepra war die Häresie eine Krankheit der Seele, die sich symbolisch durch einen kranken

Körper ausdrückte, der vom gesunden Körper der Kirche abgetrennt werden mußte.« Im 12. Jahrhundert wandte sich der Mönch Guillaume an den Ketzer Henri de Lausanne und redete ihn mit den folgenden Worten an: »Auch du bist ein Leprakranker, von der Häresie an der Haut geritzt, von der Kommunion durch das Urteil des Priesters und im Einklang mit dem Gesetz ausgeschlossen, gehst mit unbedecktem Kopf, bist in Lumpen gekleidet; dein Körper ist von einem stinkenden und ekelhaften Habit bedeckt, du mußt dauernd schreien, daß du die Lepra hast, Ketzer und unrein bist, und du mußt allein außerhalb des Lagers wohnen, das heißt außerhalb der Kirche.«[16]

Wie so häufig war die Metapher vieldeutig. Christus hat die Aussätzigen geküßt und ein Beispiel gegeben, das von tiefer Frömmigkeit zeugt. Ludwig der Heilige versuchte, es ihm gleichzutun.

»Für die antiken Ärzte«, so der bedeutende Medizinhistoriker Mirko D. Grmek, »waren alle Krankheiten somatischer Natur. Die Krankheiten der Seele waren nach ihrer Ansicht nur eine Erfindung der Moralisten. Das Ergebnis dieser Einstellung war, daß das Feld der psychischen Affektionen zwischen Medizinern und Philosophen aufgeteilt wurde. Aber für den mittelalterlichen Menschen, im christlichen Abendland ebenso wie in der islamischen Welt, waren die Zustände des Körpers nicht von ihrer spirituellen Bedeutung abzutrennen. Er begriff die Beziehungen zwischen der Seele und dem Körper als so unmittelbar und eng verzahnt, daß die Krankheit zwangsläufig eine psychosomatische Entität war.«[17] Aus diesem Grund sind auch die meisten Wunder, die den Heiligen zugeschrieben werden, Heilungswunder.

Der Kranke: ausgestoßen und auserwählt

Der Widerspruch, der sich im Mittelalter durch den Körper des Menschen zog, tritt aufs neue in der Krankheit der Seele zutage, von der die »Zerrüttung des Körpers« nur der sichtbare Teil sei, wie man dachte. »Als herausragendes Symbol der Sünde« war der Leprakranke aber auch »das Bild Christi, der alle Verunreinigungen des Körpers auf sich nahm und der sich erniedrigte unter den Erniedrigten, um die Menschheit zu retten«.[18] Hier wird die Polarität ganz deutlich: »Der Kranke war ein Verworfener ebenso wie ein Auserwählter.«

Ein Leitbegriff aus der Bibel war hier entscheidend: *Christus medicus*. Christus war ein Arzt: Arzt des Körpers, wie die Wunderheilungen belegen, aber auch ein Arzt der Seele, weil er den Menschen den Weg zum ewigen Heil aufzeigte. »Christus war auch ein Heilmittel, denn er wurde angewendet, um die Plagen unserer Sünden zu heilen. Schließlich [...] zeigte er dem Kranken den Wert des Leidens und der stillen Geduld auf – als Heilmittel der Seele; uns lehrt er die Geduld der Nächstenliebe, indem er uns durch seine Wiederauferstehung auch den Preis für den Loskauf des Körpers anvertraut«, resümieren Agrimi und Crisciani.

Die »gute Mischung« und die Theorie der vier Körpersäfte

Die Heilkunst kam also nicht vom Teufel, sondern von Gott. Die Kirche führte einen erbitterten Kampf gegen die magischen Wunderheiler, die aus dem »barbarischen« Heidentum stammten, Helfershelfer Satans, der nie unheilvoller wirkte als bei der Herrschaft über den Körper in einer

Mischung aus Verführung und Gewalt. Jean-Pierre Poly hat übrigens die »Reize des Besitzes« und diese »Entzückungen des Körpers« im einzelnen beschrieben, gegen die die Kirche Sturm lief.[19]

Die Medizin konnte sich also entwickeln, ausschließlich rund um die Körpersäftepathologie, das heißt die Theorie der vier Körpersäfte. Sie wurde allgemein dem griechischen Arzt Hippokrates von Kos (um 460–377 v. Chr.) zugeschrieben und tauchte in einem Text seines Schwiegersohnes Polybios auf, der ebenfalls von der Insel Kos stammte. »Der Körper des Menschen enthält Blut, Phlegma, gelbe Galle und schwarze Galle«, heißt es in seinem Werk *Über die Natur des Menschen*. »So sieht also die Natur des Menschen aus, und hierin liegt die Ursache für Krankheit oder Gesundheit. Nach dieser Annahme besteht vollkommene Gesundheit, wenn diese Körpersäfte sich im richtigen Verhältnis zueinander befinden, in Hinsicht auf ihre Qualität wie auch Quantität, und wenn ihr Mischungsverhältnis ganz richtig ist. Krankheit liegt vor, wenn einer dieser Körpersäfte in zu kleiner oder zu großer Menge sich absondert und sich abseits hält, dann wird nicht nur die Körperstelle, die er verlassen hat, krank, sondern auch die andere, wo er sich festsetzt und ansammelt, mit der daraus folgenden viel zu starken Überfüllung, verursacht Leiden und Schmerzen.«

Diese Art, die Krankheit als eine Störung des Verhältnisses der vier Körpersäfte untereinander aufzufassen, verbreitete sich in der gesamten abendländischen Medizin. Hier muß man allerdings auch an einen sehr wichtigen Text des Alkmaion von Kroton (um 500 v. Chr.) erinnern, griechischer Mediziner und Philosoph aus Süditalien. Nach seiner Auffassung – so sein Doxograph – »bleibt die Gesundheit durch das Gleichgewicht *(isonomia)* der Qualitäten feucht, trocken, warm, bitter, süß und anderer erhalten, während die Alleinherrschaft *(monarchia)* einer einzelnen unter ihnen die Krankheit auslöst. Was den Anlaß betrifft, stellen sich Krankheiten wegen übermäßiger Wärme oder Trockenheit ein, die Ursache aber ist Über- oder Unterernährung. Der Sitz der Krankheit ist im Blut, im Knochenmark und im Gehirn. [...] Krankheiten entstehen auch aus äußeren Ursachen, etwa dem Wasser, dem Aufenthaltsort, aus Erschöpfung, Angst oder vergleichbaren Dingen. Die Gesundheit«, stellt er abschließend fest, »das ist die gute Mischung«. Dieser Text illustriert aufs Beste die Idee von der Isonomie, also vom Gleichgewicht der Bestandteile des Körpers, und er verankert die Gesundheit genauso im menschlichen wie im sozialen Körper. »Eine neue ›ärztliche Kunst‹ wurde mit dem ausdrücklichen Ziel begründet, der menschlichen Natur bei ihrem Bemühen zu helfen, die richtigen Mischungsverhältnisse und das Gleichgewicht zwischen dem Körperinneren und den Beziehungen zur Außenwelt wiederzufinden«, faßt Grmek zusammen. Die hippokratische Medizin nahm zwar Alkmaions Terminologie nicht mehr auf, aber der Gedanke von der »guten Mischung« ging vor allem bei dem griechisch-römischen Arzt Galen (um 131–um 201) seinen weiteren Weg. Galen gehörte im Mittelalter zu den unbestrittenen Autoritäten der ärztlichen Kunst, auf die man sich immer wieder berief. Im 7. Jahrhundert bekräftigte Isidor von Sevilla in seinen *Etymologiae* aufs neue, daß alle Krankheiten »aus den vier Körpersäften« hervorgehen und daß »die Gesundheit die Unversehrtheit und die richtige Mischung der menschlichen Natur in Hinblick auf Wärme und Feuchtigkeit ist«.

Diese Gesundheitsmetapher von der »guten Mischung« in der mittelalterlichen Medizin geht also auf Galen und darüber hinaus auf Aristoteles zurück. Zu den vier Körpersäften der galenischen Medizin traten die vier Ursachen *(Causae)* im Lehrgebäude des Aristoteles. Man findet sie in stark vereinfachter Form in zahlreichen Traktaten wieder: »Die *causa efficiens* war die ärztliche Maßnahme oder der Arzt selbst; die *causa materialis* der menschliche Körper; die *causa formalis* Lanzette, Skalpell oder jedes andere therapeutische Mittel; die *causa finalis* die Wiederherstellung der Gesundheit«, resümiert Danielle Jacquart.[20] Diese Mischung der Lehrsätze haben die mittelalterlichen Universitäten, darunter vor allem Salerno, immer wieder kommentiert.

»Bruder Körper«

Mit der Renaissance des Mittelalters im 12. Jahrhundert, die, wie schon gesagt, mit der Entdeckung der Individualität einherging, wurde auch der leidende Körper in seiner Schwäche mehr in den Blick genommen. Wie Georges Duby in seiner Studie *Das männliche Mittelalter*[21] bemerkt, hat sich in der Zeit davor »die ›Feudalgesellschaft‹ herzlich wenig, jedenfalls viel weniger als unsere moderne Gesellschaft, um die körperlichen Leiden gekümmert«. Er lehnt zwar die stark vereinfachende Vorstellung ab, das Leben im Mittelalter sei hart und rauh gewesen, aber er betont mehrfach die militärische, männliche Mentalität dieser Epoche. »Unter Schmerzen wirst du deine Kinder gebären«, sagt Gott zu Eva in der Schöpfungsgeschichte. »Im Schweiße deines Angesichts sollst du dein Brot essen«, kündigt er Adam an. Deshalb mußten die Frevler nicht nur sterben, sondern auch leiden; für die Frau der Schmerz, für den Mann die schwere Arbeit. »Daraus geht hervor, daß der Schmerz vor allem Sache der Frauen ist und daß der Mann also den Schmerz verachten muß. Ein Mann, der diese Bezeichnung verdient, leidet nicht. Er darf auf keinen Fall zeigen, daß er leidet, weil er sonst Gefahr läuft, nicht mehr als Mann zu gelten, an Wert zu verlieren und auf das Niveau des Frauenlebens herabzusinken«, heißt es weiter bei Duby. Aber »diese Kälte hatte keinen Bestand«. Seit dem Ende des 12. Jahrhunderts schwang das Pendel zurück. Sogar eine gewisse Freude am Schmerz stellte sich ein.

Das belegen vor allem das liebevolle Interesse und die Lobreden des Franz von Assisi für seinen »Bruder Körper«, wie er ihn nannte. Mit seinen Krankheiten und mit seinem Verhältnis zum eigenen Körper war der Heilige neben zahlreichen anderen Charaktereigenschaften eine faszinierende Persönlichkeit.[22] Zunächst und vor allem war er ein kranker Mann mit seinem Augenleiden und den chronischen Magen- und Darmbeschwerden. Er übernahm zwar auch die herrschende Vorstellung, wonach der Körper das Werkzeug der Sünde sei und sogar »der Feind«, den man disziplinieren und abtöten müsse, aber der Körper blieb der »Bruder« und die Krankheiten »unsere Schwestern«. So verließ sich Franziskus vor allem auf den einzigen Arzt, den er anerkannte: Jesus Christus, aber er willigte auch ein, die Ärzte des Papstes zu konsultieren, dies auf Drängen seines Mitbruders Elia, der ein Bibelwort zitierte, das für das weitere Schicksal und den Aufstieg der Medizin hochbedeutsam und bestimmend wurde: »Der Allerhöchste hat für alles ein Heilkraut wachsen lassen, und der Weise wird es nicht verachten.«

Die »Lobreden des Franziskus auf seinen ›Bruder Körper‹, die Ratschläge, die er durch Hubert de Romans seinen

Mitbrüdern erteilte, daß man die Abtötungen des Körpers und die ›hygienischen‹ Nachlässigkeiten meiden müsse, weil sie den Körper schwächten, der doch auch ein Geschenk Gottes sei, belegen, daß der Körper wertvoll geworden war, den man natürlich immer zu spirituellen Zwecken einsetzen mußte, aber mit anderen Mitteln, die nicht immer Leiden und Geduld bedeuteten.[23]

Kurz, die Menschen im Mittelalter konnten wieder auf einen anderen Arzt zurückgreifen, der nicht Jesus Christus war. Nach und nach trennten sich die Heiler der Seele – die Priester – von denen des Körpers – den Ärzten, die zugleich Gelehrte und professionelle Mediziner wurden und eine Korporation, einen eigenen »Körper« bildeten, eine berufsständische Vereinigung. Medizinische Schulen wurden gegründet, außerdem Universitäten, an denen sich Studenten in einer Wissenschaft ausbilden ließen, von der man glaubte, daß sie eine Gabe Gottes sei, aber zugleich auch ein Beruf. Die Ärzte praktizierten danach als Berufsstand für Geld (bei reichen Patienten mehr, bei armen weniger oder gratis), nicht etwa als Honorar für die Behandlung und die Hilfeleistung (die ja von Gott gegeben waren), sondern »für die Ausbildung und die Arbeit, die ihnen viel Eifer und Anstrengung abverlangt hatte«.[24]

Urin und Blut

Bei der Ausweitung der Diagnostik wurden die schon in der Antike bekannte Pulskontrolle und die Überprüfung der Zunge von einer ganz neuen Technik überflügelt, der Uroskopie oder Urinkontrolle, die von den Byzantinern und der Universität Salerno verbreitet und von Gilles de Corbeil

(1165–1213) perfektioniert wurde. Für diese Methode brauchte man ein Glasgefäß *(matula)*, das zum Signet der Medizinerzunft aufstieg, weil sie geneigt war, die medizinische Semiologie auf die Uroskopie zu reduzieren. Daneben wurde die Blutuntersuchung, ebenfalls eine praktische Konsequenz der Körpersäftetheorie, verbreitet und systematisch vorgenommen, zum Beispiel ganz regelmäßig in den Klöstern und Konventen. Hier sind wir nicht mehr weit von Molière und seinen Bühnen-Ärzten entfernt.

Galen hat es empfohlen

Häufig wurde auf das geringe Niveau der mittelalterlichen Medizin hingewiesen: mehr Bücherweisheit als experimentell erworbenes Wissen, und die Heilmethoden seien ausnahmslos von Galen übernommen worden. Diese Sicht hat der englische Philosoph Roger Bacon in Umlauf gebracht. In *De erroribus medicorum* (um 1260–1270) geißelt er das »Getümmel der Ärzte«, die sich gerade »in Disputen über endlose Fragen und nutzlose Argumente« ergingen, aber diese Sicht konnte die scholastische Medizin des Mittelalters insgesamt nicht würdigen, einerseits weil »die Ärzte des Mittelalters keineswegs uninteressiert an der Erfahrung« waren, auch wenn sie »von der Vernunft untermauert« war, wie Danielle Jacquart[25] gezeigt hat; andererseits weil der Verweis auf Galen bei zahlreichen Heilmitteln sehr häufig genuine Erfindungen des Mittelalters verdeckt. Galen war einfach eine schützende Maske, denn unter dem ideologischen Druck der Kirche war man im Mittelalter theoretisch ein Verächter alles Neuen. Die medizinischen Entdeckungen versteckten sich hinter dem Wandschirm der Antike.

Im 12. Jahrhundert meinte der englische Gelehrte Adelard dazu: »Unsere Generation hat diesen tief verwurzelten Fehler, daß sie einfach alles zurückweist, was aus der Moderne zu stammen scheint. Wenn ich also selbst eine Idee habe und sie publizieren will, dann schreibe ich sie einem anderen zu und erkläre: ›Das hat der und der behauptet, nicht ich‹, und damit man mir vollständig glaubt, behaupte ich von all meinen Thesen: ›Der und der hat das erfunden, nicht ich.‹ Um die Unbequemlichkeit zu umgehen, daß man denkt, ich als Ignorant hätte meine Ideen nur aus mir selbst bezogen, mache ich das so, daß man mir glaubt, ich hätte sie meinen arabischen Studien entnommen. So ist es nicht meine eigene Verhandlung, in der ich das Plädoyer halte, sondern die der Araber.« Wenn ein Arzt im Mittelalter eine Methode anwandte, die ihm neu vorkam, erklärte er also, daß er sie bei Galen gelesen habe.

Das läßt vermuten, daß die mittelalterliche Medizin nicht so auf der Stelle trat, wie man es uns gern glauben macht. Auch wenn es damals keine medizinischen Universitäten gab – mit der bemerkenswerten Ausnahme von Salerno seit dem 10. Jahrhundert –, wissen wir doch von bedeutenden Persönlichkeiten, die ihren Willen bekundeten, gute Ärzte zu konsultieren, zumeist Juden und fast immer Chirurgen.

Obwohl die Chirurgie durch das Konzil von Tours (1163) von der Medizin abgetrennt wurde und allmählich auf den Rang eines Handwerks herabsank, gab es nach wie vor trotzdem »bedeutende« Chirurgen, vor allem im Dienst der Könige und der Päpste und als Dozenten an den Universitäten, so zum Beispiel Henri de Mondeville (um 1260–um 1320), Chirurg Philipps des Schönen, und insbesondere Guy de Chauliac (um 1298–1368), Arzt und Chirurg der Exilpäpste in Avignon Clemens VI., Innozenz VI. und Urban VI. Er hatte an der Universität Montpellier studiert, deren »große Chirurgie« (eingerichtet im Jahr 1363) über 200 Jahre lang führend war.[26]

Auch dies war besondere Rücksicht auf den Körper: Galen hatte den Ausdruck »aktiver Kampf gegen das Leiden und die Krankheit« eingeführt, und die Ärzte und Chirurgen des Mittelalters versuchten, eine Anästhesie bei chirurgischen Eingriffen zu vervollkommnen, speziell mit einem »schlafbringenden Schwamm«, der mit dem Saft von Bilsenkraut, Opium und indischem Hanf getränkt war. Aber diese Techniken waren nicht sehr erfolgreich; erst im 19. Jahrhundert gelang eine Vollnarkose. Also hat man sich damals keineswegs über körperliche Schmerzen lustig gemacht; die Medizin war durchaus bemüht, sie zu lindern.

Grenzen der scholastischen Medizin

»Zu den Leistungen des abendländischen Mittelalters zählt, daß es in der Gesellschaft und in der gelehrten Welt den Status der Medizin endgültig etablierte«, stellt Danielle Jacquart[27] fest. Das strikte Festhalten an Galens Theorien erlaubte auch an der Wende vom 11. zum 12. Jahrhundert, »jede Heilmethode als Scharlatanerie zu verdammen, die nicht der allgemein akzeptierten Lehrmeinung entsprach«.

Ungeachtet einiger prominenter Ausnahmen hatte die wissenschaftliche Medizin einige Mühe, sich im Mittelalter zu profilieren. Grmek hat sogar festgestellt, daß »die diagnostischen Fortschritte der Ärzte im Mittelalter einen Rückschritt im Hinblick auf die antike klinische Praxis bedeuteten. Man trieb die Puls- und die Urinkontrolle bis zur

Perfektion voran, ohne Bezug auf die pathologische Realität. Außerdem entwickelte sich die astrologische Diagnostik als praktische Konsequenz aus der Vorstellung, die Vorgänge im menschlichen Körper entsprächen den Positionen der Himmelskörper.«

Die Erklärung ist wieder einmal in der Polarität zu suchen, die sich durch das Abendland im Mittelalter zog. Den Körper für sich allein gab es damals nicht; er war immer von der Seele durchdrungen, und ihr Heil hatte absoluten Vorrang. Deshalb war die Medizin in erster Linie eine Medizin der Seele, die den Körper durchzog, ohne sich je auf ihn zu beschränken. »Da man glaubte, sie sei ohne die Hilfe Gottes machtlos, war die Medizin, die wir heute wissenschaftliche Medizin nennen, unterbewertet«, meint Bernard Lançon in *La Médecine dans l'Antiquité tardive et le haut Moyen Âge.* »Die ärztliche Kunst erlebte andererseits eine weite Verbreitung ihrer Methoden und einen bedeutenden Prestigegewinn.

Die Kirchenväter haben mit ihrem Heilsgedanken für die Welt der Medizin, als sie noch häufig verspottet und verachtet wurde, eine noch nie dagewesene Verbreitung und Würde verliehen, dies um so mehr, als Gott selbst, die Heiligen, die Bischöfe und die Priester als Heilkundige galten. Es bleibt also bei diesem Widerspruch: Die Medizin wurde vom christlichen Klerus als Wissenschaft nicht ernst genommen, wenn auch nicht gerade verachtet, aber gleichzeitig von ihm in hohen Ehren gehalten. Das blieb nicht ohne Folgen für ihre Geschichte im Mittelalter. [...] In der Ordnung der Werte waren nur die Archidiakone die Heiligen, lebend oder tot. Die Ärzte, deren Anwesenheit in den kirchlichen Hospitälern bezeugt ist, wurden dort auf den Rang einfacher Pflegekräfte heruntergestuft. Die Heilkunst für den Körper wurde also von der spirituellen Medizin vereinnahmt und absorbiert. Die Medizin für die Seelen übernahm gleichzeitig die Aufgabe, die leidenden Körper zu heilen.«

Die Hypothese ist sehr aufschlußreich, denn man kann jetzt verstehen, wie diese Gegenläufigkeit von Wertschätzung und Fernhalten der wissenschaftlichen Medizin zustande kam. Seit man für den Körper unter dem Gesichtspunkt des ewigen Heils sorgen mußte, war der Rückgriff auf das Wunder näherliegend. Der Körper war sehr wichtig, aber die Seele hatte den Vorrang, um den Menschen von seinen Sünden zu erlösen. »Das Mittelalter hat zwar wenig dazu beigetragen, das medizinische Modell der Krankheit zu verfeinern, aber es hat ihr Existenzrecht aufgebessert. Es hat die Ätiologie der Krankheit fest an die Sünde gebunden und der Krankheit damit einen Weg zur Erlösung aufgezeigt.«[28]

Erst im 17. Jahrhundert mündete die Medizin unter ganz neuen geistigen Rahmenbedingungen in eine dezidiert wissenschaftliche Disziplin für den menschlichen Körper und ließ die sprirituelle und symbolische Dimension endgültig hinter sich.

Aber die mittelalterliche Medizin brachte auch wichtige technische Neuerungen, vor allem auf dem Gebiet der Chirurgie: Trepanation, Wiedereinrichten von Knochenbrüchen, Operieren von Analfisteln, Abbinden von Hämorrhoiden, Blutstillung durch Verätzen, Herausziehen von metallischen Fremdkörpern mit Hilfe von Magneten, Vernähen von tiefen Wunden in der Brust.[29] Außerdem kamen zahlreiche Medikamente hinzu, darunter vor allem Alkohol und Quecksilber. Die Technik des Destillierens wurde im Mittelalter entdeckt und der Alkohol in den Klöstern aus dem Wein, zunächst zu rein medizinischen Zwecken, gewonnen.

Beistand und Krankenpflege

Diese Grenzen der mittelalterlichen Medizin wurden abgemildert durch eine Gesellschaft, der Beistand und Krankenpflege eine selbstverständliche Pflicht waren; insbesondere im Zusammenhang mit den neu eingerichteten Hospitälern kamen die beiden Grundbefindlichkeiten des mittelalterlichen Menschen zum Ausdruck: zum einen *caritas* (Menschenliebe) und zum andern *infirmitas* (Gebrechlichkeit). *Caritas* war zunächst das Band der Vaterliebe Gottes zu den Menschen und nach ihrem Vorbild auch die brüderliche Liebe unter den Menschen. So wie wir Gott lieben, müssen wir auch die Menschen lieben, predigte die Kirche. Die *infirmitas* dagegen wurde in der Gesellschaft eher verachtet, weil sie auf die Schwäche und Abhängigkeit des Körpers verwies; nach und nach wurde sie zur Grundbefindlichkeit aller »hinfälligen Menschen« dieser Epoche, der gesamten Menschheit nach dem Sündenfall.

Aber in diesen Jahrhunderten traf man so viele Kranke und Arme auf den Straßen, öffentlichen Plätzen und in den Kirchen an, daß Krankheit und Fürsorge nicht graue Theorie und abstrakte Begriffe bleiben konnten. Die Regel des heiligen Benedikt empfahl ausdrücklich die gastliche Aufnahme, den »Beistand für die Hilfsbedürftigen«; ihnen solle man dienen, »genauso wie man auch Christus selbst dienen würde«. Denn auch Jesus, heißt es weiter, hat gesagt: »Ich war krank, und ihr habt mich besucht.«

Caritas, die erste der gottgefälligen Tugenden, und mit ihr die *infirmitas,* die häufig mit Armut und Krankheit in Verbindung gebracht wurde, waren die machtvollen Antriebskräfte für die Entstehung des mittelalterlichen Hospitals, einer öffentlichen und kostenlosen Institution reiner Nächstenliebe. Wohl wurden diese Hospitäler auch ziemlich streng geführt; man unterschied zwischen »echten und falschen Armen, echten und falschen Kranken, zwischen Kranken, die moralisch akzeptabel, und solchen, die es nicht waren«.[30] Aber grundsätzlich stand das Hospital allen Menschen, gleich welcher Herkunft und welchen Standes, offen, nach dem Vorbild der kirchlichen Bereiche, denen es auch vielfach angeschlossen war. Die soziale Trennung findet jedenfalls in der Benediktinerregel keinen Niederschlag. Auf der einen Seite gab es also den privaten, häuslichen Bereich des »gelehrten« Arztes, auf der anderen den Beistand und die Pflege für die mittellosen Kranken im Hospital. Erst viel später entwickelte sich diese Institution zu einem professionellen Zentrum für Krankenpflege und Heilung.

Anatomie: Leichenöffnung

Der Respekt vor dem Körper des Toten verhinderte für lange Zeit, daß man Leichenöffnungen zum Zweck wissenschaftlicher Forschung und Lehre vornahm. »Die ersten Sektionen wurden im ersten Viertel des 13. Jahrhunderts in Bologna im Rahmen der medizinischen Ausbildung bekannt, um 1340 in Montpellier und um 1407 in Paris, wo sie erst seit 1477 regulär in den Lehrplan aufgenommen wurden«, so Marie-José Imbault.

Die »schwarze Legende« eines mittelalterlichen Obskurantismus hielt zäh an diesem Thema fest, denn »die Kirche hat die Leichenöffnung nie ausdrücklich verboten«, wie Danielle Jacquart betont. Nur Grabschändung und Leichendiebstähle wurden verfolgt. Die Anatomen waren also weniger das Ziel der kirchlichen Verbote – insbesondere das Dekretale Bonifatius' VIII. von 1299 – als vielmehr die makabre Gewohnheit, die Habe der Leiche aufzuteilen, so daß die Körper zerfetzt im Grab herumlagen. Die medizinisch begründete Leichenöffnung war nie verboten. Sogar Galen, der Vordenker der Mediziner im Mittelalter, sezierte Tierkadaver. In Bologna, Salerno, Montpellier und Paris wurden Leichenöffnungen regelmäßig vor Publikum und als Teil des Unterrichts praktiziert. Trotz allem überwog das Bücherwissen. Eine Sektion sollte in vielen Fällen Galens Theorien bestätigen oder verifizieren. Danielle Jacquart faßt zusammen: »Der Körper wurde zunächst ›gelesen‹ und danach erst angeschaut.«

Tote und Sterbende: erhöht und gequält

Jede Kultur ist durch die Form gekennzeichnet, in der sie ihre Toten bestattet, und durch die Art, wie der Tod erlebt und dargestellt wird. Auch das mittelalterliche Abendland war dieser Regel unterworfen. Seit den grundlegenden Arbeiten von Johan Huizinga zur »Klage über die Flüchtigkeit aller irdischen Dinge« und zum »Jubel über das Seelenheil«, die nach seiner Ansicht die beiden Extreme in der Gedankenwelt der Geistlichkeit des Mittelalters im Zusammenhang mit dem Tod waren, gab es in der Geschichtsforschung wertvolle Fortschritte: Laut Philippe Ariès[31] ging der »gezähmte« Tod im Frühmittelalter einer »dramatischeren Vision des Hinscheidens«[32] seit dem 12. und 13. Jahrhundert voraus.

»Es besteht kein Zweifel«, meint Norbert Elias in einem kritischen und sehr aufschlußreichen Text[33], »daß man damals viel offener und geläufiger als heute über den Tod und das Sterben sprach [...], aber das soll nicht heißen, daß dieses friedvoller verlief.« Nach seiner Ansicht versucht Philippe Ariès, »uns seine Hypothese glaubhaft zu machen, daß die Menschen früher in Frieden und mit Gelassenheit starben. Er glaubt, daß man nur heute anders damit umgeht. Als Romantiker richtet Ariès im Glauben an eine bessere Vergangenheit einen sehr mißtrauischen Blick auf die heutigen Zustände.« Außerdem, heißt es bei Elias weiter, »war die Angst vor dem Tod im Lauf der vielen Jahrhunderte, die zum Mittelalter gerechnet werden, auch nicht immer auf derselben gesellschaftlichen Ebene angesiedelt. Sie nahm während des 14. Jahrhunderts beträchtlich zu. Die Städte wurden größer. Die Pest verbreitete sich überall, ließ den Kontinent Europa veröden und steigerte noch die Todesfurcht. In den Texten und in der Bildkunst tauchte das Motiv des Totentanzes auf. Ein friedvoller Tod in diesen Zeiten? Wie einseitig ist doch diese Perspektive!«

Also muß man die Perspektive umdrehen, oder besser: anders an das Thema herangehen, denn der Tod ist woanders. Der Historiker Michel Lauwers hat, ohne die Thesen von Philippe Ariès ganz in den Bereich der Romantik und der Nostalgie zu verweisen, zu Recht betont, daß es »mehr als der Tod selbst in Wirklichkeit die Gefühle und das Verhalten sind, die er auslöst; es sind die Toten, die Fürsorge, die ihnen zuteil wurde; der Platz und die Rolle, die ihnen die Lebenden zugestanden – all dies zusammen liefert dem Mediävisten einen geeigneten Gegenstand der historischen Forschung.« Der Tod selbst war ja in der christlichen Glaubensvorstellung nur der Augenblick des Übergangs vom Diesseits ins Jenseits. Wenn man aber das Verhalten gegenüber dem Körper der Toten und der Sterbenden untersucht, kann man vielleicht auch die Gefühle der Menschen im Mittelalter bei diesem einmaligen und universellen Ereignis erfassen und beschreiben.

Das Brevier der Sterbenden

Mit der Schrift des Augustinus *De cura pro mortuis gerenda* (Die Sorge für die Toten, 421–422) erhielt die Kirche ihr Brevier der Sterbenden; es hat »die Bestattungsriten im Abendland ein für allemal geregelt«. Gebet, Totenmesse und Almosengeben für die Verstorbenen: Das waren die drei Arten, den Toten gemäß den Vorschriften der Kirche beizustehen. Nur der Tod der Seele schien der Kirche Sorgen zu bereiten; wenn der Körper erlosch, mußte das bedeuten, daß sich die Seele aus der fleischlichen Hülle befreite, um ins Reich Gottes einzugehen. Das entsprach nicht der allgemeinen Auffassung, wurde aber zunächst von der Kirche geduldet.

Seit der Antike kümmerten sich die Lebenden um die Körper der Verstorbenen ihrer eigenen Familie. Insbesondere die Frauen hatten die Pflicht, den Leichnam zu waschen und ihn darauf vorzubereiten, ins Totenreich einzutreten. Mitunter kehrten die Toten, wie man glaubte, auch zurück, um die Seele der Lebenden in Unruhe zu versetzen. Mit dem Christentum etablierte sich eine Hierarchie unter den Toten, ohne daß die ererbten Bräuche aus heidnischer Zeit übernommen wurden. Nur die Grabstätten der Heiligen, die auf unterschiedliche Art hervorgehoben und zurechtgemacht waren, durften Gegenstand von Feierlichkeiten und Verehrung sein. Man betete zwar für die Toten, aber durch Vermittlung der neuen Helden, der Heiligen. Diesseits und Jenseits traten miteinander in Verbindung, und – wie Peter Brown bemerkt – »die uralte Grenze zwischen dem Reich der Lebenden und dem Reich der Toten wurde schließlich durchbrochen«.[34]

Aber nach und nach übernahm die Kirche alle Pflichten für die Verstorbenen. Im 8. und 9. Jahrhundert begann sie, die »abergläubischen« Bestattungsbräuche zu verurteilen; Totenmessen und Gebete für die Toten wurden im ganzen Abendland üblich. »Im Gegensatz zu den antiken Gräberfeldern, die alle Toten ohne Unterschied aufnahmen, waren die mittelalterlichen Friedhöfe, die geweiht und eingesegnet wurden und unter kirchlicher Aufsicht standen, zunehmend nur den Gläubigen vorbehalten«, faßt Michel Lauwers zusammen. Die Mönche der Karolingerzeit, selbst zivilrechtlich für tot erklärt, traten als regelrechte Fachleute für das Andenken an die Verstorbenen und für die Ablösung der Seele vom Körper auf. Sie entwickelten sich zu unentbehrlichen Mittlern und Vermittlern des »Übergangs«; sie nahmen die letzte Beichte ab, spendeten die letzte Ölung, oder sie schrieben für die Sterbenden das Testament. So bemächtigte sich die Kirche des Körpers der Toten, der entsprechend dem gesellschaftlichen Ansehen behandelt wurde. Aber ältere Sitten und Bräuche überdauerten trotz allem. »Auf dem Land und in den Dörfern blieb der Totenacker nach wie vor auch ein Ort der Zuflucht, des Asyls, der Zusammenkünfte, der Feste, der Ort, wo man Recht sprach, Verträge schloß und Märkte abhielt«, so Lauwers. Der soziale Körper widersetzte sich der Christianisierung des Todes. Unter dem Kommando der Fastenzeit, die das ganze Leben bis zum Tod überwachte, gab der Karneval nie auf. Man tanzte sogar auf den sterblichen Überresten der Toten, um ihnen zugleich nahe zu sein und sie auf Distanz zu halten.

In den Jahren nach 1030 erfanden Mönche von Cluny, um die Bestattungsbräuche und -kalender zu vereinheitlichen, ein jährliches Kirchenfest für alle Verstorbenen, »Allerseelen« am 2. November. Dank diesem neuen Gedenktag, so Lauwers, entging der Kirche zumindest ideell kein einziger Verstorbener mehr.

Am Übergang vom 12. zum 13. Jahrhundert trat eine Veränderung ein: Der Tod bekam individuelle Züge. Seit dem Vierten Laterankonzil rückten die Theologen insbesondere die Beichte ins Zentrum der christlichen Lebensführung und bewirkten damit eine Wende zur Individualisierung, zur Gewissensprüfung und Introspektion. Das war auch das Ende der Anonymität, der Grabmäler, der Zerteilung von königlichen Leichen mit dem Ziel, mehr Kultorte zu schaffen. Jetzt wurde dagegen auf die Unversehrtheit der sterblichen Überreste eines Menschen geachtet; der Körper der Verstorbenen war Gegenstand besonderer Aufmerksamkeit. Seit dem 13. Jahrhundert konnten sich jedenfalls die Bestattungsrituale der Kirche gegen die Volksbräuche durchsetzen. Die Leichen wurden aus ihren Häusern in die Kirchen getragen, die den Rahmen für die Bestattungsfeierlichkeiten abgaben. Dieser Vorgang war gleichbedeutend mit einer Urbanisierung der Toten und untrennbar mit der Urbanisierung der mittelalterlichen Gesellschaft verbunden. Dazu kamen jetzt juristische Aspekte, vor allem durch vermehrtes Abfassen von Testamenten. Die Verwendung einer juristischen Konstruktion oder Fiktion erlaubte sogar, »die zwei Körper des Königs« zu unterscheiden, wie Ernst Kantorowicz zeigen konnte: Einerseits erlischt der persönliche, greifbare Körper des Königs (oder des Fürsten) im Augenblick seines Todes, aber der andere, der politische Körper lebt weiter und stirbt nie[35]: »Der König ist tot, es lebe der König!« so verkündete man das Ereignis in ritueller und feierlicher Form seit dem 15. Jahrhundert. Trotz allem scheint Kantorowicz den Gebrauch und die Bedeutung der »zwei Körper des Königs« ein wenig übertrieben zu haben. Die Menschen im Mittelalter, auch der Klerus, hatten ein sehr viel konkreteren Begriff vom Körper des Herrschers. In anderen Ländern hat sich die Idee auch kaum durchgesetzt. Nur England macht in diesem Punkt eine Ausnahme, und es war sicher kein Zufall, daß die Formel »Der König ist tot, es lebe der König« in Frankreich im 15. Jahrhundert aufkam, als das Land unter dem Einfluß der Engländer stand.

Anwesenheit der Toten

Im »Herbst des Mittelalters« haben die Epidemien die Menschen eher vereinsamt als zu Individuen gemacht. Häufig weit entfernt von ihren Familien oder von ihrem eigenen Land verjagt, »entdeckten« sie den Tod. »Die makabren Motive, Darstellungen von verwesten Leichen oder Skeletten, die wohl Angst machen oder zu reuiger Umkehr anregen sollten (wie es auch die zahlreichen ›Künste zu sterben‹ taten, die seit der Mitte des 15. Jahrhunderts weit verbreitet waren), belegen auch das neue Grauen vor dem Verlust der Individualität«, meint Lauwers. »Vielleicht brachten sie auch den Protest einer Gesellschaft angesichts von Einsamkeit und Verlassenheit zum Ausdruck.« So könnte man hier auch Ariès und Elias in einer doppelten Widerlegung zusammenbringen: Der »friedvolle Tod« bei Ariès wurde wohl den Menschen im Mittelalter nicht zuteil, und die »Einsamkeit der Sterbenden« ist nicht nur unser modernes Schicksal.

Eins ist jedenfalls sicher: Die Anwesenheit der Toten überlagerte das gesamte Denken im Mittelalter, in der Realität wie in der Phantasie. Seit dem 12. Jahrhundert lauerte »König Herle«, der Wilde Jäger, König der Toten, der eine Horde von verdammten Rittern und anderen Ausgeburten der Hölle anführte, an allen Straßenkreuzungen und an den Waldrändern. Man mußte sich in acht nehmen, ihm und seinem unheimlichen Gefolge, der Wilden Jagd, zu begegnen, aus Angst, selbst in der Hölle zu landen. Das einzige Mittel, sich dagegen zu schützen, bestand darin, bis zum Tod auf seinen Körper zu achten, der das Kennzeichen, die unauslöschliche Spur des Menschen war, die seine Erscheinung unverwechselbar machte. Berichte von Wiedergängern kamen vor allem seit dem 10. und 11. Jahrhundert auf. Diese Wiedergänger versetzten die Lebenden in große Unruhe; sehr häufig waren es »allzu früh oder unnatürlich Verstorbene«, das heißt Erscheinungen von Menschen, die durch Gewalteinwirkung ums Leben kamen: Mordopfer, auch Frauen, die im Kindbett starben, ungetaufte Kinder und vor allem Selbstmörder. Die »Erscheinungen« gehörten zu den Verstorbenen, die von den Lebenden »Hilfestellung« erbaten in Form von Totenmessen, Almosen und anderen Gebeten, um dem Fegefeuer zu entgehen, wo sie »gewogen und zu leicht befunden« werden konnten. Geschickt und mit der geeigneten Lehre begleitete und betrieb die Kirche die Verbreitung solcher Berichte, aber am Ende wurden sie doch als Aberglaube und heidnische Vorstellungen abgetan.

Merkwürdigerweise war der Körper der Lebenden von diesen Geistererscheinungen mit betroffen. »Sie bewegten sich keineswegs nur in den Gedanken der Träumenden und in seinen Traumgesichten; sie konnten auf seinen Körper einwirken. Sie waren nicht vollständig immateriell, sondern sie konnten eine gewisse Körperlichkeit besitzen. Sie waren nicht vollständig vom Körper des Toten abgetrennt, sondern sie konnten im Fall einer Totenerscheinung Kontakt mit dem Leichnam aufrechterhalten«, betont Jean-Claude Schmitt in seiner wichtigen Studie über die Wiederkehr der Toten.[36]

In zahlreichen Berichten fügten sie den Lebenden sogar Verbrennungen zu. In einem berühmten *exemplum* aus dem 13. Jahrhundert und in der *Legenda aurea* Jakobs von Voragine ließ ein Wiedergänger, »um den Universitätslehrer Serlo von der Wertlosigkeit seines ganzen Wissens zu überzeugen, einen glühendheißen Schweißtropfen auf seine Hand fallen, der augenblicklich seinen ganzen Körper durchdrang.« Die Gespenster stiegen aus den Gräbern, quälten die Lebenden, prügelten sich sogar mit ihnen oder tranken ihr Blut, so vor allem in den packenden Berichten aus Yorkshire. Shakespeare war also noch ganz dem Mittelalter verpflichtet.

Genauso wie bei den Heiligen, deren Leichen der »Geruch der Heiligkeit« entströmte, waren die Körper der Wiedergänger unverweslich. Demnach entgingen die Körper der Heiligen und der Bösartigen dem eisernen Gesetz der Natur. Ein neuer Stil, die makabre Kunst, die aus den mittelalterlichen Darstellungen vom Tod hervorging, setzte sich ebenfalls über alle Regeln der Biologie hinweg.

Das Motiv von den »Drei Toten und den drei Lebenden«, dessen Herkunft unbekannt ist, verbreitete sich im Abendland seit dem 13. Jahrhundert. Es war ein Dialog zwischen drei jungen Männern und drei Toten, die dazu bestimmt waren, das Los eines jeden Menschen begreiflich zu machen: »Das, was ihr seid, das sind wir gewesen«, sagt der erste Tote, »und das, was wir sind, das werdet ihr sein.« Einige

Historiker und Semiologen sahen in dem Wort »makaber« eine lautmalerische Wiedergabe der klappernden Knochen, andere brachten es mit dem »Tanz der Mageren« *(mactorum chorea)* in Verbindung. Wie dem auch sei, die makabre Kunst, also die Werke, die sich auf den Leichnam bezogen, beschäftigte sich vor allem mit dem Tanz.

André Corvisier hat festgestellt: »Die Gedichte der Toten an die Lebenden sind vor allem Formen einer Predigt.«[37] Sie richten sich zunächst an die Seele, aber die zwanghafte Beschäftigung mit dem verwesenden Körper war allgegenwärtig, als wollte man an die Gleichheit erinnern, die alle Menschen einer Gesellschaft verbindet, die trotz allem auch im Tod ihre Rangordnung hat:

Und wenn sie dann von Würmern zerfressen sind,
Eure Körper, ach, schaut euch nur an,
Tot, verwest, stinkend, ganz entblößt
Wie wir sind, so werdet ihr auch sein,

sangen die Dichter, und um die Gesellschaftssatire zu vervollständigen, sagte man vom Leichnam des Königs:

Das ist ja nur Fleisch für die Würmer,
Alle großen Reiche werden den Würmern verfallen.

Aber die makabre Kunst griff auf alle Darstellungsformen über, vor allem auf die Bildkunst. Fresken, Skulpturen, Miniaturen, Kupferstiche oder Kartenspiele: Das Bild – »Buch der Armen« – flößte den Menschen Todesangst und Abscheu vor dem Leichnam ein. Diese Entwicklung begann im 14. Jahrhundert, also erst im ausgehenden Mittelalter. Pest und Lepra trugen ganz zweifellos zu dieser neu aufgekommenen Angst bei. Die Darstellung der Toten zeigte man mit Vorliebe in der

Form des Skeletts, weil man es für angenehmer anzuschauen und fast ein bißchen komisch hielt. Der »Dahingegangene« oder Verstorbene tauchte als Gespenst über den christlichen Grabmälern oder Gräbern auf, wie es der Kardinal Lagrange in Frankreich tat; auf seinem Grabmal ist ein Leichnam abgebildet, der jeden Vorübergehenden auf seinen Leichtsinn und seine Ohnmacht hinweist: »Bald wirst du so sein wie ich, ein abscheulicher Kadaver, Nahrung für die Würmer.«

Im Gegensatz zu unserer heutigen Zeit, in der sich die Angst ganz auf den Schmerz und den Todeskampf zu bündeln scheint, hatten die Menschen im Mittelalter die größte Angst vor dem plötzlichen Tod, weil sie dadurch Gefahr liefen, im Stand der Sünde zu sterben und um so eher in die Hölle zu kommen. Im Matthäusevangelium heißt es, daß Gott am Ende der Zeiten beim Jüngsten Gericht die schlechten von den rechtschaffenden Menschen trennen wird. Die »Sündenböcke« werden also im ewigen Höllenfeuer braten, und die »braven Lämmer« werden in den Garten des Paradieses geleitet. Die Lebensführung auf Erden entschied über das Schicksal nach dem Tod: für die Sünder die Hölle, für die Frommen das Paradies. Alle Menschen waren im Mittelalter von diesem Gedanken, dieser himmlisch-strahlenden oder düsteren Perspektive durchdrungen.

Zu dieser endgültigen Entscheidung im Jenseits kam in der christlichen Lehre des Neuen Testaments das erwartete Ereignis der Auferstehung der Toten nach dem Jüngsten Gericht hinzu, also auch die Auferstehung der Körper. Laut Jérôme Baschet »war das weitere Schicksal des Menschen im Jenseits nicht nur das Überleben der Seele, sondern auch die ewige Bestimmung des auferstandenen Körpers. Die Verdammten sollten also körperliche und seelische Qualen erleiden, und die Auserwählten sollten in himmlischer Glückseligkeit mit einem strahlend schönen Körper ausgestattet sein, der mit wunderbaren Gaben versehen war, sich mühelos bewegte, im himmlischen Licht leuchtend, in vollkommener Schönheit und ewiger Jugend. Das war die Erlösung, die das Christentum für das Jenseits eben diesem Körper versprach, den es im Erdenleben so verachtete.«[38] Seit der zweiten Hälfte des 12. Jahrhunderts tauchte noch ein dritter jenseitiger Ort auf, eine Art Warteraum, der für die normalen Sünder, also die meisten Menschen erfunden wurde: das Fegefeuer.[39]

An diesem unterirdischen Ort wurden die Seelen, die mit einer Art Körper versehen waren, genauso gequält wie in der Hölle, aber mit der Hoffnung, ihn verlassen und die Qualen beenden zu können. Durch die Gnade Gottes, aber auch mit dem Beistand der Kirche war das möglich: Sie hatte die Macht, die Tage der Leiden durch Auferlegen von »Ablässen« abzukürzen und den glorreichen Körper im Paradies wiedergewinnen zu lassen. Der Tod wurde also »der Sünde Sold«. Die Landschaft im Jenseits wurde dazu noch bereichert durch zwei limbische Sphären, die eine für die alttestamentarischen Patriarchen, die Jesus Christus erlöst hatte, die andere für Kinder, die ungetauft gestorben waren; wie oben schon dargestellt, war sie eine Art Auffangbecken, um sie vor den Höllenstrafen zu bewahren.

Die Metapher für die Hölle war übrigens auch auf den Körper bezogen: der »Höllenschlund«. Wie Jérôme Baschet in seiner Studie über die bildlichen Darstellungen der Hölle in Frankreich und Italien eindrucksvoll gezeigt hat, war der »Schlund« seit dem 11. Jahrhundert »fast durchgehendes Bildmotiv in der Darstellung der Hölle«. Man kann es insbesondere auf den Tympana der Kathedralen in Paris, Chartres und Bourges erkennen.[40] Ursprünglich war es der grausige, riesenhafte Schlund des Leviathan, eines Ungeheuers aus der phönizischen Sagenwelt, der die Verdammten verschlang. Auch die schlimmste der Höllenqualen war auf den Körper bezogen: Die ewige Verdammnis bestand darin, die heilige Dreieinigkeit nicht mit Augen sehen zu dürfen.

Wie Baschet hervorhebt, »wirkte die Hölle wie die Gewalt eines wilden Tieres, das eine gefräßige Feindseligkeit zeigt, die durch spitze Zähne, ein grinsendes Maul und seinen hypnotischen Blick nur noch gesteigert wird. Mitten in den lodernden Flammen und zwischen den Höllendrachen hantieren die Dämonen, die wie wilde Tiere oder Ungeheuer aussehen, mit ihren Feuerzangen und ihrem Folterwerkzeug. Unter den Verdammten, die wild aufeinandergestapelt oder sogar in einem großen Kessel gekocht werden, erkennt man an ihrer Haartracht auch Könige und Bischöfe (einige immerhin befanden sich auch im Paradies) ebenso wie den Geizigen mit seiner Geldbörse um den Hals und die wollüstige Frau, die an den Brüsten und am Unterleib von Schlangen und Kröten gebissen wird.«

Im 14. Jahrhundert verschwand diese Höllenszenerie mit dem Leviathan allmählich; der »Herrscher der Schmerzen«, wie es bei Dante heißt, Satan trat an ihre Stelle. »Zugleich beobachtet man, wie die Höllenstrafen genauer unterschieden werden: Erhängen, Verstümmeln, Entmannen, Rädern, Häuten … Das überreiche Repertoire an Foltermethoden der irdischen Justiz wird aufgezählt und durch diese sadistische Phantasie sogar weit übertroffen«, so Baschet. »Darüber hinaus bemühte man sich, die Strafe der Verfehlung anzupassen: Die Jähzornigen schlagen sich gegenseitig mit Fäusten, die Geizigen werden mit flüssigem Gold geritzt, die

Sodomiten gepfählt, die Hoffärtigen unter Satans Füßen zertreten, die Wollüstigen in ewiger Umarmung im Höllenfeuer vereint, die Gefräßigen vor eine Speisetafel gesetzt, ohne daß sie essen können.«

Im Mittelalter standen die Toten, wie Jean-Claude Schmitt sagt, »im Zentrum des Lebens, genauso wie der Friedhof im Zentrum der Ortschaft«.[41] Auch im Tod war der Körper dem Widerspruch ausgesetzt, der für das abendländische Mittelalter ganz allgemein gilt: »Die Seele war zwar ›spirituell‹, aber sie empfand körperliche Schmerzen: Sie wurde in der Hölle oder im Fegefeuer durch Hitze oder Kälte gequält, was die Menschen im Mittelalter [...] sich so bildhaft vorstellten, daß sie diese Qualen als körperliche Qualen beschrieben.«

Dem mittelalterlichen Christentum, so Jean-Claude Schmitt, ist es tatsächlich nicht gelungen, den Widerspruch zwischen den beiden Grunderfordernissen aufzulösen: auf der einen Seite der Wunsch, den Körper zu leugnen, um sich besser zu Gott hinwenden zu können und das »Spirituelle« dem Immateriellen anzunähern, auf der anderen Seite die Notwendigkeit, das Sichtbare zu imaginieren, es also in Raum und Zeit zu verankern, und sich Orte, Formen, Inhalte und Körper auch dort vorzustellen, wo sie hätten ausgeschlossen werden müssen.

3. Körper und Manieren

Die Kirche konnte den Körper des Menschen nicht vollständig beherrschen und überwachen; deshalb ging sie daran, ihn mit Gesetzen, Regeln und Vorschriften zu überziehen. Mit ererbten Verhaltensmustern aus der Antike und aus heidnischem Brauchtum, die sie teils ablehnte, zurückwies, teils duldete oder anglich, begann sie sämtliche Gewohnheiten und Angewohnheiten des menschlichen Körpers zu reglementieren. Kochkunst, Schönheitsvorstellungen, Gesten, Liebe und Nacktheit – sämtliche Bereiche des gemeinschaftlichen und privaten Lebens, die mit dem Körper zu tun haben, wurden in diese neue Mentalität einbezogen, die sich in Europa durchsetzte. Das etablierte Christentum und die ganz neue höfische Gesellschaft gingen daran, den Körper zu »zivilisieren«, indem sie »gute Manieren« einführten. Aber der Körper widersetzte sich auch; das kann man überall in den Marginalien der Handschriften und in den literarischen Erzählungen erkennen, wo zum Beispiel Erotik und Nacktheit freimütig zur Schau gestellt werden, oder bei den Volksfesten, wenn die Menschen richtig schlemmen konnten, oder in den Utopien vom Schlaraffenland. Von solchen Widersprüchen und Gegensätzen durchdrungen befand sich der Körper der Menschen im Mittelalter in unaufhörlicher Bewegung. Auf diese Weise hat er bedeutende Beiträge zu unserer modernen Zivilisation geleistet oder zumindest einen bestimmten

Begriff von »Zivilisation« an uns weitergegeben. An dieser Stelle werde ich nur einige charakteristische Merkmale, Beispiele und Teilbereiche unter zahlreichen Zeugnissen und Belegen aufführen.

Die gula *und die Gastronomie*

Trotz aller Bemühungen blieben die Widersprüche im Körper des abendländischen Menschen erhalten. Buße und Askese, Abtötung des Fleisches und Phasen der Enthaltsamkeit wurden ihm zugemutet. Zu den schlimmsten Todsünden gehörte *gula* (Schlund), die Völlerei, die fast immer mit *luxuria* (Wollust) in Verbindung gebracht wurde. Deshalb entwickelten die Mönche einen spezifischen Ernährungsplan, eine Diätetik des Körpers. Fleisch war zunächst verboten, dafür gab es eher Fisch und Gemüse oder für die Einsiedler auch Wildpflanzen und Wildkräuter; sie glaubten, sich dadurch mehr der Vorstellung vom Garten Eden zu nähern. Aber die engen gesellschaftlichen und politischen Beziehungen und Gemeinsamkeiten zwischen dem Adel und dem hohen Klerus ließen die Ernährungsgewohnheiten wieder ähnlicher werden. Fleischspeisen tauchten wieder in den Klöstern auf.

Aber zugleich gehört das Essen wie gesagt auch zu den stärksten Motiven für Genuß und Lustgewinn. Die Zivilisierung der Ernährungsgewohnheiten schritt daher auf zwei verschiedenen Wegen voran: einerseits durch Speiseverbote, die im allgemeinen aus den mönchischen Gewohnheiten hervorgingen, und andererseits durch die Suche in den höheren Gesellschaftsschichten – Adel, Bürgertum, aber auch in der hohen Geistlichkeit – nach dieser Form von Verfeinerung, die Nahrungsaufnahme in Kultur und Küche in Gastronomie verwandelt, außerdem das Vergnügen am Essen respektiert.

Zwei Ernährungsweisen, zwei Kulturen: eine Begegnung

Das Mittelalter erbte zwei ganz unterschiedliche Ernährungsmodelle: Das eine beruhte auf Getreide, das andere auf Fleisch. Die Getreidekultur, besser: die Kultur von Weizen, Wein und Öl, gehörte der griechisch-römischen Antike an. Die Fleischkultur stammte von den »barbarischen«, insbesondere germanischen Völkerschaften. Antike Autoren verwiesen diese Vorliebe für Fleisch häufig in den Bereich dumpfer, roher Tierhaftigkeit. Natürlich war das ein reiner Schematismus, der die Realität bis zur Karikatur verzerrte. Auch die »Barbaren« verzehrten und kultivierten Getreide, aus dem zum Beispiel ihr »Nationalgetränk«, das Gerstenbier, hergestellt war. Erst im 14. Jahrhundert wurde das Bier mit Hopfenzusatz gebraut. Andererseits züchteten auch die Römer Nutztiere und verzehrten das Fleisch.

Aber der Gegensatz der beiden Modelle verschärfte sich im 3. und 4. Jahrhundert, als das Römische Reich bedroht war. Für zahlreiche Römer war dieser Unterschied der Eßgewohnheiten gleichbedeutend mit einer Konfrontation von Kultur und Barbarei. Er tauchte später wieder auf in der Zweiteilung der Gesellschaft: Die einen tranken das »heidnische«, volkstümliche Bier, die anderen den symbolträchtigen, »christlichen«, aristokratischen Wein. Das hinderte allerdings die Franziskaner im 13. Jahrhundert nicht daran, die »weintrinkenden Konvente« von den »biertrinkenden« zu unterscheiden, ohne eine

Hierarchie zwischen beiden zu konstruieren. Massimo Montanari bemerkt dazu: »Die Symbiose dieser beiden Welten und Kulturen konnte so gut gelingen, weil die Sieger in diesem Konflikt, die Barbaren, die zur herrschenden Schicht im mittelalterlichen Europa aufstiegen, selbst dem Charme des römischen Modells erlagen und seine Wertvorstellungen übernahmen.«[1] Aber man darf auch den beträchtlichen Einfluß des Christentums bei dieser Bekehrung der Barbaren zum antiken Ernährungsmodell nicht übersehen: Brot, Wein und Öl waren die geheiligten, liturgischen Hauptbestandteile für diese neue Religion, die ihre Vorherrschaft bald überall behauptete.

Trotzdem blieb der Gegensatz zwischen den beiden Modellen im Mittelalter noch erkennbar, weil gerade der Wald im Raum und im Imaginären große Bedeutung bekam und auch behielt.[2] In dieser Epoche wurde der Wald gewissermaßen zivilisiert, er war zugleich abweisend und verlockend; man hat ihn erforscht, aber auch gemieden. Er war der Vorrat an Wild, der Raum für das Sammeln von Beeren und Früchten, der Ort für Fischerei und Bienenzucht, Jagd und Aufzucht von Tieren in halber Freiheit. Dieser Wald, der von »Waldarbeitern« nur so wimmelte, wie Marc Bloch meint, entwickelte sich zum Produktionsort, der das Modell von Landwirtschaft und Weinbau ergänzte. Das Grand Cochon, das große Schwein, das berühmte und verehrte Tier der Wälder, entwickelte sich fast zum Äquivalent der Großen Mutter, der Erdgöttin der Mittelmeervölker. Kurz, das germanische und das römische Modell trafen im Abendland aufeinander und schufen gemeinsam eine spezifische neue Ernährungskultur. Getreide und Gemüse, Fleisch und Fisch – dieses gemischte Modell bürgerte sich nach und nach ein. Reiche und Arme zogen in der Folge ihren Nutzen aus der ausgewogenen Ernährung. Man hört eher wenig von Teuerung, Not und Mangel im Mittelalter, vor allem natürlich wegen des geringen Bevölkerungsdrucks, aber gleichzeitig auch, weil damals die Ernährung zweifellos ausgewogener war, als man lange Zeit annahm. Für die Suppenküche, den privaten Produktionsort, mußte eine Steuer bezahlt werden, aber sie trug dazu bei, daß jeder täglich etwas zu essen hatte. Die Tendenz ging also zu einer ausgewogenen Ernährung, aber das war keineswegs gleichbedeutend mit Sicherheit in einer Epoche, in der Seuchen, Ungerechtigkeit und Krankheiten die Menschen im Übermaß bedrückten.

Vor dem 9. Jahrhundert war die Jagd frei. Das Fleisch vom schwarzbunten Hausschwein, das einem Wildschwein ähnlicher war als unsere heutigen Schweinerassen, wurde mit Vorliebe gegessen. Der Wein als Getränk setzte sich durch, auch wenn das Bier immer noch bei den Heiden als sichtbares Symbol gegenüber der christlichen Heiligung des Weins diente. Wasser als Getränk war verdächtig und wurde zu Recht wegen der Keime und der Krankheiten verdächtigt, die es enthalten konnte. Zusätzlich zum Weizen der römischen Landwirte baute man im Mittelalter häufig bevorzugt Roggen, Hafer, Gerste, Dinkel, Hirse und Sorgho (Mohrenhirse) an. Geflügel war besonders geschätzt, während das Hochwild, dessen symbolischer Wert auch sehr groß war, möglicherweise eine viel geringere Rolle bei der Ernährung spielte, als man annimmt. Die mittelalterliche Gesellschaft verzehrte auch gern den Kapaun, weil sie die Geschmacksnote von einem kastrierten Hahn schätzte. Auch das bedeutete Zivilisierung des Körpers: Es war folgerichtig, daß die mittelalterliche Gesellschaft vom Hausgeflügel mehr angetan war als vom »barbarischen« Fleisch des Wildes.

Die Ungleichheit war eher gesellschaftlich bedingt als strikt auf die Nahrung bezogen, eher auf die Menge als auf die Qualität gerichtet. Der soziale Unterschied zeigte sich im Ernährungsstand. Ein runder Bauch und guter Appetit bedeuteten hohes Ansehen: »Der ist nicht würdig, über uns zu herrschen, der mit einer dürftigen Mahlzeit zufrieden ist«, soll der Erzbischof von Metz zum Herzog von Spoleto gesagt haben, als er gekommen war, um die Krone der Frankenkönige zurückzufordern. Mit Banketten und Festmählern feierten Krieger- und Amtsadel den Überfluß, der im Schlaraffenland sein phantasiertes und volkstümliches Äquivalent fand.

Mit dem Bevölkerungswachstum im 9. und 10. Jahrhundert – wohl auch wegen der relativ ausgewogenen Ernährung – gingen die Nahrungsquellen aus dem Wald und den Weideflächen kontinuierlich zurück. Sie wurden von den oberen Gesellschaftsschichten konfisziert, die diese Landschaftsräume der Produktion und der Jagd für sich beanspruchten. »Die Abschaffung oder zumindest strenge Reglementierung der Nutzungsrechte von unbebauten Flächen, die seit der Mitte dieser Epoche immer systematischer betrieben wurde, war möglicherweise das einschneidendste Ereignis der Ernährungsgeschichte«, betont Massimo Montanari. »Jetzt war die Ernährung der untersten Schichten hauptsächlich auf vegetarische Kost (Getreide oder Gemüse) beschränkt, während der Konsum von Fleisch (vor allem Wild, aber auch ganz allgemein frischem Fleisch) das Privileg einer kleinen Gruppe blieb und immer deutlicher als äußeres Zeichen von gesellschaftlichem Ansehen verstanden wurde.[3] Zum alten Gegensatz zwischen der Brot- und der Fleischkultur, der Römer und Barbaren trennte, kam jetzt neu die Unterscheidung zwischen Armen und Reichen hinzu, die das ältere Modell ablöste oder verschob. Mehl und Grünzeug beherrschten jetzt den gemeinsamen Speiseplan der ärmsten Landbevölkerung. Brot galt als angemessener für den Rang und die Tätigkeit der *laboratores*. Fleischspeisen vom Schaf oder sogar mit Vorliebe vom Rind besetzten jetzt die Tafeln der neuen und reichen Stadtbewohner. Fleisch wurde mit Macht gleichgesetzt, mit Körperkraft, mit Muskeln, gewonnen aus dem Körper der Tiere.

Die guten Manieren

Aber das Bemühen um die Zivilisierung des Körpers ging weiter. Wie Norbert Elias als erster gezeigt hat und Jean-Louis Flandrin in seiner Nachfolge[4], verlief diese Zivilisierung über die guten Manieren und die Tischsitten. Das Bestreben, sich gesellschaftlich abzuheben, und die schon obsessive Suche nach Lustgewinn oder auch nach übertriebenen Speisegenüssen führten beim Adel und im Bürgertum zu dieser Form von Verfeinerung, die aus der Nahrungsaufnahme eine Kultur und aus der Küche eine Gastronomie werden läßt. Aromen – durch Gewürze wie Pfeffer, Zimt oder Ingwer, Minze oder Galgant –, Süße durch Honig und getrocknete Früchte, Säure durch unreife Trauben oder Zitronensaft, Farben – gelb durch Safran, weiß mit Mandeln, rot durch Erdbeer- oder Kirschenmus –, Mischungen (süß und salzig), die Zubereitung (Braten und Grillen von Fleisch und Fisch wurden dem Gekochten vorgezogen), Soßen und Pasteten: Eine regelrechte Kunst der Speisen ergänzte die Kunst des Liebens, Hofmachens und Begehrens, die jede bürgerliche Tafel genauso wie die Tafeln der europäischen Höfe belebte.[5] In den ärmlichen Hütten der kleinen Leute stand zwar die Hausfrau noch in der Küche und bezog ihr Wissen von der eigenen Mutter, aber der professionelle Koch *(coquinarius)* verkaufte an einem Marktstand die Erzeugnisse seiner Kochkunst. Der Chefkoch oder Küchenmeister *(coquus)* war eine wichtige Person in den Häusern der großen Gesellschaft. Das einfache oder das außergewöhnliche Mahl war ein gesellschaftlicher Akt nach festen Regeln und sorgfältig abgestuft, »der zugleich die Unterschiede betonte und Gemeinsamkeit herstellte«.[6] Die Sitzordnung bei Tisch, die Speisenfolge und die Bedienung trugen dazu bei, den Körper mit Tischsitten und gutem Benehmen zu zivilisieren. Es war verboten auszuspucken, sich zu schneuzen, dem Tischnachbarn einen Bissen hinzureichen, den man zuvor schon im Mund hatte, und vieles andere mehr. Im Mittelalter wurden die Eßgewohnheiten zivilisiert. Die Tischgenossen aßen nicht mehr liegend auf einer Ruhebank ausgestreckt wie die Römer, sondern sie saßen aufrecht bei Tisch. Sie aßen zwar noch mit den Fingern, aber nach recht strengen Regeln, genauso wie die Méchouis-Esser im islamischen Kulturkreis. Auch ein angemessener Abstand zwischen den Gästen mußte beachtet werden. Der greifbare Höhepunkt dieser »Zivilisierung der Sitten« war die Erfindung der Gabel, die erst viel später von Byzanz über Venedig nach Westeuropa gelangte.

Darstellung und Aussehen des Körpers

Die Zivilisierung der Sitten war zugleich eine Zivilisierung der Körpergesten. In dieser Welt, die sich ganz dem Spirituellen, der Absage an alle irdischen Genüsse und den Gotteshäusern aus Stein zuwandte, hatte die Gestik nichts Natürliches. Die Gesellschaft war durch und durch ritualisiert; die Gesten –

gefaltete Hände zum Gebet, Huldigungskuß des Vasallen, mündliche Zusagen und Verträge –, die Bewegungen und das gesamte Verhalten des Körpers standen im Mittelpunkt des sozialen Lebens. Das gleiche galt für die Darstellungen und das äußere Erscheinungsbild des Körpers. Waren die Körper der Auserwählten im Paradies nackt oder bekleidet? überlegten die Theologen damals. Diese Frage ebenso wie zahlreiche andere, die den Körper betrafen, war keineswegs belanglos für eine Gesellschaft, die zwischen Verachtung und Hochschätzung des Körpers hin- und hergerissen wurde. Deshalb war auch die Nacktheit ambivalent: schwankend zwischen der Unschuld des Menschen vor dem Sündenfall, da ja die Schönheit als Gabe Gottes allen verliehen war, und der Wollust. Auch die weibliche Schönheit konnte auf die Verführerin Eva oder die Erlöserin Maria, Mutter Gottes, bezogen sein. Die Kleidung konnte Schutz oder Schmuck bedeuten. Badestuben und Dampfbäder wurden wohl sehr häufig mit der Prostitution in Verbindung gebracht. Sie erreichten zwar nicht mehr den Rang und die Ausstattung antiker Thermen, aber sie boten auf ihre Art doch zahlreiche Möglichkeiten, den Körper zu zivilisieren, der sich durch zahlreiche Darstellungen selbst inszenierte.

Nackt oder bekleidet?

Entgegen der allgemeinen Vorstellung haben die Menschen des Mittelalters die Nacktheit nicht gehaßt. Daß die Kirche sie verurteilte, steht allerdings fest. Aber der nackte Körper blieb nach wie vor im Widerstreit von Geringschätzung und Bewunderung. Das Christentum setzte den antiken Gebräuchen ein eindeutiges Ende, vor allem der Gymnastik – von griechisch *gymnos*, nackt, abgeleitet –, und die Athleten durften nicht mehr ganz unbekleidet ihren Sport betreiben. Aber seit die christliche Ehe als Rahmen für die Fortpflanzung etabliert war, durften die Paare nackt miteinander schlafen, was durch zahlreiche bildliche Darstellungen belegt ist. Das hieß, daß nackt zu sein sogar im Stand der Ehe eine gefährliche Situation war. Auch die Darstellung von nackten Ehepartnern im Bett konnte als Zeichen der Wollust gedeutet werden. Nur durch den Zusammenhang konnte man erkennen, ob es sich um allzu große Freizügigkeit handelte oder ob das Paar den Regeln des Ehelebens und der Fortpflanzung gehorchte. Die Nacktheit war also entwertet, und trotzdem schwankte sie in den Ansichten zwischen Schönheit und Sünde, Unschuld und Bosheit.

Adam und Eva verkörperten diese Ambivalenz des nackten menschlichen Körpers im Mittelalter. Einerseits wurden sie dargestellt, wie sie versuchten, ihre Nacktheit zu verbergen – als Strafe für den Sündenfall. Andererseits mußten ihre Körper, die gleichzeitig an den Stand der Schuld wie auch an die Sünde denken ließen, Gelegenheit bieten, die Schönheit darzustellen, wie sie von Gott dem Mann und der Frau verliehen war. Seit dem 13. Jahrhundert wirkt die ganze Fülle der Darstellungen von Adam und Eva für die Anziehungskraft der körperlichen Schönheit auf die mittelalterliche Gesellschaft. So waren es auch in der Bildkunst nicht Skelette, die sich bei der Auferstehung aus ihren Särgen und Gräbern erhoben, sondern die Körper hatten ihre frühere Gestalt aus Fleisch und Blut zurückerhalten.

Und doch bedeutete der nackte Mensch ganz allgemein Gefahr und Unheil, Wildheit und Wahnsinn. Im Roman von Chrétien de Troyes wird der Ritter Yvain wahnsinnig, verwildert völlig und flüchtet in den Wald, wo er wie ein wildes Tier lebt und sich seiner ganzen Kleidung entledigt. Der Nackte war grundsätzlich ein Warnzeichen für das moralische Risiko wie Schamlosigkeit und Erotik. Andererseits war die Kleidung nicht nur Schmuck, sondern auch Schutz und Abwehr von solcher Gefahr.

Gegen die Nacktheit standen insbesondere der Habit des Mönchs und das Panzerkleid des Kriegers. Der Übergang von der Nacktheit zur Bekleidung, die »Einkleidung«, wurde in symbolträchtigen Zeremonien an den bedeutendsten Persönlichkeiten der Gesellschaft vollzogen: die Ordination bei Mönchen und Weltgeistlichen, der Ritterschlag mit der Einkleidung des kämpfenden Ritters. Seit die Könige bei der Krönung feierlich gesalbt wurden, gehörten das Ablegen der früheren Kleidung und das Anlegen des königlichen Ornats zu den wichtigen Übergangsriten. Hier zeigte die Kleidung eine doppelte Symbolik von Auskleiden und Ankleiden.

Besonders überraschend und erschreckend waren zwei Episoden im Leben des Franz von Assisi. Bei seiner Bekehrung und bei seinem Eifer für seine missionarische Aufgabe zog er sich zweimal öffentlich nackt aus, das erste Mal als Zeichen der feierlichen Absage an seine weltlichen Besitztümer, seinen gesellschaftlichen Status und an jeglichen irdischen Reichtum; in Anwesenheit des Bischofs, seines Vaters und der Bevölkerung von Assisi legte er alle seine Kleider ab. Beim zweiten Mal predigte er nackt von der Kanzel des Doms. Damit nahm er die Weisung ganz wörtlich, die um die Wende vom 12. zum 13. Jahrhundert von den Bußpredigern des Verzichts und der Armut ausgegeben wurde, dem nackten Christus nackt zu folgen.

Auch in der Romanliteratur kann man sehr gut erkennen, wie das Ideal der höfischen Ritterlichkeit gerade im Wechselspiel zwischen Nacktheit und Bekleidung zum Ausdruck kam. Die höfischen Helden, Männer wie Frauen, waren schön. Bei der Frau war es die Schönheit der Haare, durch Zöpfe und Flechten noch hervorgehoben, die die Schönheit des nackten Körpers noch verstärkte; beim Mann war es der Körper, der sich der Bewunderung und dem Verlangen der Dame seines Herzens und der übrigen Frauen darbot, die ihn zu sehen bekamen. Lancelot, der Held aus der Artusrunde, war schön, vom Kopf bis zu den Füßen. Haare, Augen, Mund, Hals und Schultern, Arme, Hüften, Schenkel und Beine werden gepriesen. Aber auch durch ihre schöne Kleidung beeindruckten die höfischen Helden und Heldinnen. Sie gaben damit erste Anstöße zu einer Entwicklung der Kleidermode. Die höfische Nacktheit war allerdings ambivalent. Sie konnte ein Loblied auf die körperliche Schönheit, aber auch eine böse Anspielung auf Sexualität und Wollust sein. Zwischen der Schönheit des Körpers und der Kleidung, zwischen Unschuld und Sünde spielten die Menschen im Mittelalter mit der Kleidung als Schmuck und mit der Entkleidung ihres Körpers.

Die Nacktheit blieb ein Problem und bis über den Tod hinaus eine zwiespältige Angelegenheit, wenn die auferstandenen Körper ins Paradies gelangten. Waren die Körper der Auserwählten dann nackt oder bekleidet? Diese Frage trieb zahlreiche Theologen um, denn beide Positionen wurden gestützt und waren zu belegen. Rein theologisch betrachtet mußte es die Nacktheit sein, weil die Erbsünde bei den Auserwählten nach dem Jüngsten Gericht getilgt war. Da die Kleidung eine Konsequenz der Vertreibung aus dem Paradies war, mußte man sie jetzt nicht mehr zeigen. Für andere hing die Nacktheit weniger mit theologischen Spitzfindigkeiten als mit dem Feingefühl und der Scham zusammen. Trotzdem entschieden sich wohl die meisten Theologen für die Nacktheit, aber wieder einmal vom alles beherrschenden Christentum eingeschränkt, reglementiert und »zivilisiert«.

Die weibliche Schönheit Evas und der Jungfrau Maria

Eva und die Muttergottes waren die beiden Gegenbilder der Schönheit im Mittelalter. Dieser Gegensatz traf den eigentlichen Kern der damaligen Vorstellung von der Frau. Auf der einen Seite stand Eva, die Verführerin und noch dazu die Sünderin, die aus einer sexuellen Umdeutung des Sündenfalls hervorgegangen war. Aber zugleich hat man auch im Mittelalter nicht vergessen, daß Gott in der Schöpfungsgeschichte die Frau erschuf, damit sie Gefährtin des Mannes sein und der Mann nicht allein bleiben sollte. Deshalb war Eva auch die Helferin des Mannes, der sie so notwendig brauchte. Als Eva erschaffen wurde und bis zum Sündenfall war sie nackt, genauso wie Adam. In der darstellenden Kunst des Mittelalters gehörte das erste Menschenpaar der Schöpfungsgeschichte zu den wichtigsten Bildinhalten. Die weibliche Nacktheit wurde der Gefühlswelt der Epoche nahegebracht.

Durch diesen Bezug zum Paradies, die Nacktheit der Unschuld und die Situation der Verführung entdeckten die Menschen im Mittelalter die weibliche Schönheit. François Villon sagte später voll Bewunderung: »Der weibliche Körper, wie ist er lieblich.« Eva gehörte zu den Verkörperungen der Schönheit; auf zahlreichen Porträts konnten die Betrachter die Schönheit des weiblichen Körpers und vor allem des weiblichen Gesichts entdecken.

Aber die Menschen sahen auch die Bilder von Maria, der Mutter Gottes und Erlöserin, mit ihrer sakralen Schönheit, die zur profanen weiblichen Schönheit in starkem Kontrast stand. Der Körper Marias wurde zwar weniger bewundert, aber ihr schönes Gesicht prägte sich ein. Diese beiden Frauengesichter mit je eigenen Schönheit wurden vor allem seit dem 13. Jahrhundert in der gotischen Kunst Leitbilder eines schönen Frauengesichts.[7]

Dieses Motiv von der Doppelnatur der Frau taucht auch im Gleichnis von den klugen und den törichten Jungfrauen auf (Mt 25,1–13): »Zehn Jungfrauen erwarten die Ankunft des Bräutigams. Als er schließlich eintrifft, haben fünf von ihnen ihre Lampe mit Öl gut versehen und angezündet; das sind die klugen. Fünf sind eingeschlafen und haben die Lampe verlöschen lassen. Das sind die törichten. Der Evangelist schließt mit den Worten: ›So wachet nun, denn ihr wißt weder den Tag noch die Stunde.‹« Dieses Motiv haben gotische Bildhauer verwendet, um das doppelte Gesicht der Frau zu schaffen und die Aufmerksamkeit auf ihre körperliche Anwesenheit und ihr Verhalten zu lenken.

Das Bad

Genauso wie die Stadien im Mittelalter und damit jede sportliche Betätigung verschwanden, wurden die antiken Thermen nicht mehr genutzt, und es gab keine öffentlichen Bäder mehr. In seinem Buch *Die Hexe* bemerkt Michelet dazu: »1000 Jahre lang kein Bad!« Diese Behauptung trifft so nicht zu; die Menschen des Mittelalters haben gebadet, aber wir wissen recht wenig über die privaten und häuslichen Badegewohnheiten in dieser Epoche.

Andererseits beobachten wir, wie sich besonders in Italien ein regelrechter Kurbäderrummel an den Thermalquellen entwickelte, und das offenbar nicht unter dem Einfluß der aufkommenden öffentlichen Bäder in Byzanz oder im islamischen Orient während des 7. Jahrhunderts unter den Omajjaden. Auch die Abbasiden verbreiteten die öffentlichen Bäder im Maghreb und im vorderen Orient und führten sie schließlich auf der Iberischen Halbinsel ein, so daß man von einem »Beispiel für den muslimischen Universalismus« sprechen konnte. Allerdings fand diese Art von öffentlichen Bädern, das Hammam, im christlichen Abendland des Mittelalters keinerlei Nachahmer. In Italien dagegen, vor allem in der Toskana, aber auch im christlichen Teil Iberiens, in England und in deutschen Regionen entstanden Badeorte bei den Thermalquellen.

Das prominenteste Beispiel ist Pozzuoli nördlich von Neapel. Der Ruhm dieses Badeortes wurde im 13. Jahrhundert durch das allbekannte Gedicht *De balneis Puteolaneis* von Pietro d'Eboli noch erhöht; einige Handschriften des Gedichts sind reich illustriert. Der Körper im Bad konnte sehr beziehungsreich in einem Kontext vorgeführt werden, der an die Taufe denken ließ.

Öffentliche Badeanstalten kamen aber auch in den meisten Städten der Christenheit, sogar in kleinen Orten auf: die Dampfbäder. Allerdings waren sie jetzt nicht mehr gesellschaftlicher Mittelpunkt und Treffpunkt wie die antiken Thermen, auch von Anfang an kein Ort für Verabredungen, Gespräche, gemeinsame Trinkgelage und Feste. Eine wohlbekannte unerfreuliche Nebenerscheinung der Dampfbäder war allerdings die Prostitution, die von der Kirche unerbittlich verfolgt wurde. Man hat gelegentlich versucht, den Unterschied zwischen dem Hammam der Muslime und den

Dampfbädern der Christen mit einem unterschiedlichen Schamgefühl zu erklären, aber das hat nichts damit zu tun. Erst in der Renaissance verurteilten die Europäer den nackten Körper und zeigten ihn immer seltener in der Öffentlichkeit. Im Mittelalter dagegen schreckten die Menschen in den Bädern und im Bett nicht vor der Nacktheit zurück.

Eine Kultur der Gesten

Vor dem 13. Jahrhundert, also bevor der städtische Handel und die Verwaltung sich überall ausbreiteten und die Entwicklung der Schriftdokumentation förderten, verließ sich die mittelalterliche Gesellschaft überwiegend auf mündliche Abmachungen und Verträge. Deshalb spielten die Körpergesten damals eine ganz besondere Rolle. Auch das Schreiben, eine Fertigkeit, die fast ausschließlich den Geistlichen vorbehalten blieb, war im Grunde eine mit der Hand ausgeführte, wichtige und angesehene Geste. Verträge und Eide waren von bestimmten Gesten bekleidet. Beim Ritual der Vasallenhuldigung legte der Vasall seine beiden Hände zwischen die Hände seines Lehnsherrn, und dieser umschloß sie mit seinen beiden Händen *(immixtio manuum)*. Der anschließende Vasallenkuß *(osculum)* zeigte und symbolisierte, daß der Lehnsherr ihn in seine *familia* aufgenommen hatte.[8] »Durch Mund und Hand« war er zum Vasallen geworden – auch das Gebet, der Segen, das Schwingen des Weihrauchfasses, das Sündenbekenntnis und zahlreiche andere Teile der Liturgie und allgemein der Religionsausübung wurden mit festgelegter Gestik ausgeführt.

Die französischen Heldengedichte *(Chansons de geste)* gehörten zum beliebtesten literarischen Genre im Mittelalter. Die Geste nahm den Körper und das gesamte menschliche Sein in

Anspruch: Der äußere Ausdruck des Menschen *(foris)* offenbarte die inneren Vorgänge und Regungen *(intus)* der Seele. Aber man mußte zwischen Gesten *(gestus)* und Gestikulieren *(gesticulatio)*, also dem Herumzappeln und anderen Körperverrenkungen unterscheiden, die an den Teufel denken ließen. Auch hier wird die Ambivalenz deutlich: Einerseits brachte die Geste die innere Gefühlsregung, die Treue und den christlichen Glauben zum Ausdruck, andererseits war Gestikulieren ein Zeichen von Bosheit, Besessenheit und Sünde, deshalb wurden auch die Gaukler so streng verfolgt, und das Lachen war verboten, zweifellos weil sich beim Lachenden der Mund und das ganze Gesicht verziehen. Ebenso der Tanz: Zwei ganz gegensätzliche Vorbilder aus der Bibel, einmal der wunderbare Tanz des Königs David und als finsteres Gegenbeispiel der Tanz der Salome vor dem abgetrennten Haupt Johannes' des Täufers, ließen ihn zwielichtig erscheinen. Jedenfalls hat der Tanz nie die Billigung der Kirche gefunden, weil sie alle Verrenkungen, Verdrehungen und andere Verformungen des Körpers verurteilte. Das gleiche galt für ihr ablehnendes Urteil über das Theater.

Jean-Claude Schmitt hat als Experte für die Gesten im Mittelalter zu Recht festgestellt: »Über die Gesten zu sprechen bedeutet, zunächst einmal über den Körper zu sprechen.«[9] In seinem sehr erfolgreichen Versuch, »die Logik der Gesten« im mittelalterlichen Abendland zu bestimmen, stellt er abschließend fest: »Deshalb wurde die Geste zugleich hochgeschätzt und mit großem Mißtrauen verfolgt, sie war allgegenwärtig und doch von ungeordnetem Rang. Der Körper war zwar durch die Moralvorstellungen und die Regeln des Rituals eingeengt, aber er gab sich nie geschlagen. Je enger er in den Schraubstock der Normen und der Vernunft gespannt wurde, desto heftiger und ausgreifender wurden andere Formen der Gestik, ob nur spielerisch (wie bei den Gauklern), volkstümlich und grotesk (wie im Karneval) oder mystisch (wie bei den Bußpredigern und den Flagellanten im Spätmittelalter). Hinter den Gesten liegen Fasten und Karneval dicht beieinander. Auch das Wort, ebenso wie das Lachen, ist ein Körperphänomen. Es kommt aus dem Mund, diesem unzuverlässigen Filter, der Grobheiten und Gotteslästerungen genauso wie das Gebet oder die Predigt aus dem Mund herauskommen läßt.

Bewegung und Ruhe: Der Körper in seinen Zuständen

So wurde die Geste von der mittelalterlichen Gesellschaft genau geregelt und hochgeschätzt, aber das Gestikulieren hat sie mit Unordnung und Sünde gleichgesetzt. Auch Verrenkungen und Deformierungen des Körpers waren verdächtig. Aber der Körper hörte nicht auf, sich frei und zügellos zu bewegen. In der Phantasie der Menschen bevölkerten mißgebildete Ungeheuer die Literatur und die Bildkunst, die Reiseberichte und die Randspalten der Handschriften. Das Monstrum taucht zwar in allen Epochen und Kulturen auf, aber im Mittelalter erlebte es eine Art Hochblüte, vielleicht weil die Menschen damals »mehr Bedarf an Monstren« hatten, so die Historikerin Claude-Claire Kappler. Die Grenze zwischen der formellen Geste und dem diabolischen Herumzappeln war rasch überschritten; außerdem traten körperliche Mißbildungen und Anomalien in dieser Epoche sehr häufig auf und wurden ganz allgemein verachtet.

Die sportliche Betätigung verschwand im Mittelalter völlig. Die Spiele überlebten zwar, aber die antiken Einrichtungen wie Stadien, Zirkus und Gymnasien wurden nicht mehr genutzt und fielen der körperfeindlichen Ideologie zum Opfer. Trotz allem spielten die Menschen und strengten ihren Körper an, aber erst im 19. Jahrhundert, als man vor allem wieder an die antiken Wettspiele anknüpfen wollte, wurde der heute bei uns übliche Sport definiert und etabliert.

Monstrum: Körperliche Mißbildungen

Furchterregende Ungeheuer waren in der Phantasie der Menschen und in der Bildkunst des Mittelalters allgegenwärtig. Einige wie der Leviathan stammten aus dem Alten Testament, andere aus der griechisch-römischen Sagenwelt wie die Hydra, und viele waren aus dem Orient »importiert«. In den Phantasievorstellungen über Indien, das als riesiges Reservoir für die Träume der Menschen im Mittelalter diente, entdeckte man eine Überfülle von Monstren, die nach einer falschen Etymologie (*monstrum* von *monstrare*) angeblich »zeigten«, daß Gott fähig war, außer dem Menschen noch eine unendlich große Zahl von anderen Lebewesen zu schaffen. Claude-Claire Kappler hat festgestellt, daß man diese Monstren in verschiedene Kategorien je nach ihren körperlichen Mißbildungen einteilen kann.[10]

Da gab es einmal die Monstren, denen ein wichtiger Teil des Körpers fehlte (Kopf, Augen, Nase, Zunge); bei anderen waren bestimmte Körperteile unnatürlich vergrößert (Ohren, Hals, ein Fuß, Unterlippe, Geschlechtsteile), oder sie traten nur einzeln, nicht paarweise auf (das Auge des Kyklops) oder waren im Gegenteil vervielfacht (zwei Köpfe, zwei

Körper, mehrere Augen, Arme, zu viele Finger oder Zehen). Dann gab es auch ungewöhnlich große oder kleinwüchsige Monstren: Riesen oder Zwerge.

Andere Monstren waren durch eine Mischung verschiedener Lebewesen entstanden, zum Beispiel von Pflanze und Mensch wie die zauberwirksame Mandragora, deren Wurzeln wie ein Mann oder eine Frau aussehen. Sehr zahlreich waren vor allem halbtierische Mischwesen: Menschen mit Tierkopf, Tiere mit menschlichem Kopf oder Rumpf wie etwa die Sirenen, die Sphinx, die Kentauren oder die interessante Melusine mit dem Schwanz einer Schlange oder eines Fischs, den sie verbarg, um die Rolle einer Ehefrau oder einer Mutter zu spielen oder in der menschlichen Gesellschaft zu leben.[11] Menschen mit einem dichten Zottelfell lebten im Wald wie »Wilde«; dieses Bildmotiv war war im 14. und vor allem im 15. Jahrhundert sehr verbreitet. Schließlich gab es noch sehr gefährliche, menschenfressende Monstren und gefräßige Drachen.

Die Mischung der Geschlechter bei androgynen Monstren offenbart, welchen Phantasien die Menschen im Mittelalter anhingen. Die schwarze Hautfarbe vor allem bei männlichen Monstren galt als anomal und verrät rassistische Tendenzen.

Das ferne Indien war nach den Vorstellungen der Menschen mit Kyklopen bevölkert, von Menschen, die Augen auf dem Rumpf, auf den Schultern oder auf dem Nabel hatten, von sogenannten Skiapoden, die nur einen mißgestalteten Fuß hatten, den sie sich zum Schutz gegen die Sonne über den Kopf hielten. Diese Kreaturen waren ganz allgemein durch körperliche Anomalien gekennzeichnet; deshalb gehören sie ebenfalls in eine Geschichte des Körpers. Bernhard von Clairvaux verbot die Steinskulpturen von Monstren in den Kluniazenserklöstern; gleichwohl gibt er zu erkennen, welche Faszination sie auslösten: »Was soll diese Galerie von lächerlichen Monstren, diese vewirrende, mißgestaltete Schönheit oder schöne Mißgestalt in den Klöstern vor den Augen der Brüder, die ins Gebet vertieft sind?«

In den Darstellungen des Drachen, den der heilige Georg besiegte, ließen die Künstler ihrer Phantasie von mißgestalteten Körpern freien Lauf. Auch der Teufel nahm vielfach die Gestalt eines Monstrums an, um den Menschen in Angst und Schrecken zu versetzen. Sogar positive Symbolik hatte in dieser unglaublich reichen Welt der Monstrositäten einen Platz: Das legendäre Einhorn zum Beispiel verkörperte die Jungfräulichkeit.

Sportliche Betätigung?

Lange Zeit waren die Historiker im Zweifel, ob man im Mittelalter überhaupt von »Sport« in unserem modernen Sinne sprechen kann. Offenbar waren die bezeugten körperlichen Übungen nicht von den antiken, vor allem griechische Wettkampfspielen übernommen, und mit dem Sport, wie wir ihn seit dem Ende des 19. Jahrhunderts kennen, waren sie schon gar nicht zu vergleichen. Sie waren weder in der Gesellschaft fest etabliert, noch gab es Organisationen oder Institutionen, die man mit der antiken Welt oder mit der modernen Renaissance des Sports vergleichen könnte.

Trotzdem waren Körperübungen im Mittelalter sehr wichtig, weil sie Teil des von Norbert Elias so bezeichneten »Zivilisationsprozesses« waren, der vor allem auch Zivilisierung des Körpers bedeutete. Aber wenn man seine Definition von Sport in *Sport et civilisation* übernimmt[12], ist es doch recht schwierig, den Begriff auf die sportlichen Spiele im Mittelalter anzuwenden. Sie waren nur ein »gewaltfreier körperlicher Wettkampf«, aber zugleich auch ein Brauch, der den gleichen sozialen Rang der Teilnehmer voraussetzte, außerdem einen spezifischen, immer gleichen Ort (Stadion, Gymnasion), ein Reglement, das alle Teilnehmer akzeptieren mußten, und einen eigenen Kalender für den Rhythmus der Veranstaltungen. Roger Chartier bemerkt im Vorwort zu seinem vieldiskutierten Meisterwerk: »Die Begriffe blieben zwar immer gleich, und die Körpergesten blieben ähnlich, aber das darf uns nicht in die Irre führen; zwischen dem modernen Sport und den traditionellen Wettkämpfen sind die Unterschiede größer als die Gemeinsamkeiten.«

Das erste charakteristische Merkmal der körperlichen Übungen im Mittelalter bestand in der nahezu vollständigen Abtrennung der ritterlichen Spiele, die einer kämpferischen Ausbildung dienten. Die speziellen Gewohnheiten der oberen Gesellschaftsschichten sollten sich von den volkstümlichen Spielen abheben. Wie Georges Duby in *La Dimanche de Bouvines*[13] betont, kam diese gesellschaftliche Trennung vor allem bei den Turnieren zum Ausdruck. Sie erforderten eine gründliche, umfassende Organisation und entsprachen auch wirtschaftlichen Interessen, kaum anders als die Erwartungen, die man heute an den Sport richtet. Aber das Turnier war eben doch nicht mit einem modernen Fußballspiel zu vergleichen. Es gab keine regulären Mannschaften und kein Stadion, um nur die augenfälligsten Unterschiede zu nennen.

Auch bei den einfachen Leuten, insbesondere bei den Bauern, gab es mehrere Arten von Spielen, die viel Körperkraft erforderten. Sie hatten ebenfalls einen kriegerischen Hintergrund, zumindest wurden sie zur Selbstverteidigung gebraucht. Ringkämpfe waren besonders beliebt.

Andererseits kannte die Gesellschaft schon einige andere Spiele, die mit Wettkämpfen und festem Reglement später zum »Sport« aufstiegen, darunter zwei, die überall bekannt waren und zum Alltag der Menschen gehörten: Schlagball *(jeu de paume)* wurde häufig als Vorläufer des Tennis bezeichnet, aber auch mit dem baskischen Pelote in Verbindung gebracht. Das andere hieß *soule,* ebenfalls ein Ballspiel, das ein früher Vorläufer des modernen Fußballs sein könnte. Beide wurden aber nie als Wettkampfsport im modernen Sinn betrieben.

Die mittelalterliche Kultur hat trotz allem, wie Bernard Merdrignac in seinem anfechtbaren, aber sehr anregenden Buch *Le Sport au Moyen Âge*[14] betont, dem »Körper in Bewegung« breiten Raum gegeben. Über die Dimension der Gesten hinaus waren es vor allem die Ballspiele, die als wichtige Ergänzung zur übrigen körperlichen Betätigung auftauchten. Dazu kam entweder im Rahmen ritterlicher oder grundherrlicher Vergnügungen oder bei Volksfesten die körperliche Geschicklichkeit der Gaukler, wie sie allgemein bezeichnet wurden. Das hatte allerdings sehr wenig mit den hochspezialisierten Vorführungen der modernen Jongleure zu tun, die innerhalb einer großen Organisation oder eines Programms auftreten. Der Zirkus kam erst im 16. Jahrhundert auf.

Spezielle Plätze für Spiele oder Training gab es also nicht, es waren immer improvisierte freie Räume wie Felder und Dorfanger, die meist genauso der schweren Arbeit wie den »angenehmen Aufregungen« des Körpers offenstanden, wie es bei Norbert Elias heißt. Späte Anklänge an diese volkstümlichen mittelalterlichen Schauvergnügen beobachtet man heute noch in der Bretagne beim Tauziehen oder bei Ringkämpfen auf den Feldern im Verlauf einer Wallfahrt. Der

Körper war zwar in vielfacher Hinsicht hochbedeutsam, aber an modernen Sport war in dieser Epoche nicht zu denken.

Nach dieser langen Pause im Mittelalter lösten tiefgreifende soziale und kulturelle Veränderungen im 19. Jahrhundert eine Neubelebung des Sports aus. Vor allem das Prinzip der Konkurrenz, das mit der Industriellen Revolution aufkam, überschritt die Grenzen der Ökonomie. Ballspiel in größeren Gruppen führte zur Aufstellung von festen Mannschaften. Von den englischen Colleges mit ihrer modernen Adelsgesellschaft aus verbreiteten sich Fußball und Rugby um die ganze Welt. Etwas später kam, ebenfalls bei den Angelsachsen, der Boxsport dazu; für ihn wurde ein neuer Trainings- und Austragungsort, der Boxring, geschaffen.

Die moderne Gymnastik entwickelte sich speziell in den deutschsprachigen und in den skandinavischen Ländern. Die äußerst erfolgreiche »schwedische Gymnastik« begleitete eine neue Körperkultur im 19. Jahrhundert nach den Grundsätzen der Gesunderhaltung des Körpers. Zu dieser Hygiene-Idee kam eine weitere: die öffentliche Vorführung, zunächst von einzelnen, vor allem im Rahmen der Leichtathletik, und schließlich in großen Gruppen. Es war eine Rückkehr zum antiken Leitspruch *Mens sana in corpore sano.*

Ein ganzes Bündel von ökonomischen, sozialen, symbolischen und politischen Motiven hat am Ende des 19. Jahrhunderts dazu beigetragen, eine Idee zu verwirklichen, die – das ganze Mittelalter überspringend – wieder an die Bräuche und an die Denkungsart der Antike anschließen sollte. Im Jahr 1896 brachte sie die Olympischen Spiele der Neuzeit auf den Weg, die auf nichts Vergleichbares im Mittelalter zurückschauen konnten.

4. Der Körper als Metapher

Der Körper war im mittelalterlichen Denken eine universale Metapher für den Staat, die Stadt, die Kirche, die Universität und die ganze Menschheit. Neu war das allerdings nicht im Abendland. Platon hatte im *Staat* ein organisches Modell für seine »ideale Stadt« entworfen und es nach den Teilen des Körpers getrennt benannt: Kopf (der Philosoph als König), Bauch (die Bauern) und die Füße (die Wächter). Viel später nahm Thomas Hobbes im *Leviathan* (1651) das Bild vom Staat, der mit einem Giganten verglichen wird, wieder auf. Der Souverain selbst wurde durch die vielen Körper der menschlichen Gesellschaft dargestellt.

Im Mittelalter bürgerte sich der Gebrauch der Körpermetapher für eine Institution ein. Die Kirche als die Gemeinschaft der Gläubigen wurde als ein Körper gedacht, dessen Haupt Jesus Christus ist.[1] Auch die Städte tendierten vor allem durch die aufkommenden Schwurbrüderschaften und der städtischen Gemeinden dazu, ein *corpus mysticum*[2] zu bilden. Die Universitäten etablierten sich als wahre »Körper wissenschaftlichen Ruhms«.[3] Aber wohl vor allem um die Politik kreiste die mehrfach gewandelte Körpermetapher; es entwickelte sich eine Analogie von Welt und Mensch: Der Mensch war ein Kosmos im kleinen. Ein nackter Körper, wie man ihn auf der zauberhaften Miniatur in einer Handschrift des Lukasevangeliums im *Liber divinorum operum* der

Hildegard von Bingen sehen kann, gibt im kleinen die Welt wieder, in deren Zentrum er sich befindet.

Der Mikrokosmos Mensch

Diese Idee, den Menschen als Mikrokosmos zu deuten, fand im 12. Jahrhundert Eingang in die Philosophie. Sie kam aus der Schule von Chartres, hier vor allem mit der Abhandlung von Bernhard Silvestris: *De mundi universitate sive megacosmus et microcosmus.* Sie findet sich auch bei Hildegard von Bingen und der bedeutenden Mystikerin Herrad von Landsberg, bei Hugo von St. Victor und bei Honorius Augustodunensis, und sie gelangte schließlich im 13. Jahrhundert in die enzyklopädische und die didaktische Literatur. In der sublunaren Welt, die auf Aristoteles zurückgeht, und unter dem Einfluß der Sterne, der von der unangefochtenen Astrologie propagiert wurde, entwickelte sich der Körper des Menschen zur symbolischen Metapher für das gesamte Universum.

In der Antike bezogen sich die Körpermetaphern grundsätzlich um das Dreierschema *caput-venter-membra* (Kopf-Bauch-Glieder), auch die Brust *(pectus)* als Sitz des Denkens und das Herz *(cor)* als Ort der Gefühle wurden metaphorisch verwendet.

Die Leber (griechisch *hepar,* häufiger *jecur* oder *jocur*) spielte als inneres Organ eine wichtige Rolle, ursprünglich in der Wahrsagekunst, die von den Etruskern überkommen war und durch sie eine Art sakrale Weihe bekommen hatte, und danach in ihrer Funktion als Sitz der Leidenschaften.

In der Rede des Menenius Agrippa bei Livius hat der Bauch als Gesamtheit der Eingeweide eine koordinierende

Funktion; ihm müssen die Körperglieder gehorchen. Er wandelt die Nahrung in frisches Blut um, das in alle Adern im gesamten Körper geschickt wird. In dieser Form erbte das Mittelalter die Körpermetaphern.

Das Herz: Wahn und Frömmigkeit

Zwischen dem 13. und dem 15. Jahrhundert verbreitete sich eine bestimmte Vorstellung vom menschlichen Herzen, die eine allgemeine Phantasie, hart and Grenze zum Wahnsinn, nährte. Schon am Ende des 12. Jahrhunderts pries Alain de Lille das Herz als »Sonne des Körpers«.

Wahnhaft war das verbreitete Motiv vom »Aufessen«, das sich in die französische Literatur des 13. Jahrhunderts einschlich. Im *Lai d'Ignauré* wird der Liebhaber einer Schar von zwölf Damen von den zwölf betrogenen Ehemännern umgebracht, nachdem sie ihn entmannt und ihm das Herz herausgerissen haben. Das Herz und den Phallus geben sie den zwölf untreuen Ehefrauen zu essen. Im *Roman du châtelin de Couci et de la dame de Fayel* wird ebenfalls die treulose Ehefrau Opfer einer grausigen Mahlzeit; sie muß das Herz ihres Liebhabers verzehren.[4] Zahlreiche erotische und höfische Erzählungen handeln von diesen wahnhaften Abirrungen. In der saturnischen Melancholie des ausgehenden Mittelalters, im 15. Jahrhundert, regte die Allegorie vom menschlichen Herzen den guten König René zu seinem Buch *Cœur d'amour épris* an.[5] In diesem Jahrhundert weitete sich das Motiv zum Martyrium des Herzens, zum eigentlichen Ort des Leidens aus.

An dieser Stelle muß ich über die übliche Zeitgrenze des Mittelalters im 15. Jahrhundert hinausgehen, um einen Eindruck von der weiteren Entwicklung der Herz-Metapher zu vermitteln. Ende des 16. und vor allem im 17. Jahrhundert mündete ein langsamer »Fortschritt« der Metapher in die Herz-Jesu-Verehrung, barocker Höhepunkt der Mystik des Herzens, die seit dem 12. Jahrhundert mit dem »süßen Herzen Jesu« Bernhards von Clairvaux eingeleitet wurde. Damals hat man auch die Stichwunde des Gekreuzigten von der rechten auf die linke, die Seite des Herzens, verlegt. Zur selben Zeit, im 15. Jahrhundert, wurde in der Bildkunst das Herz der Muttergottes von den sieben Schwertern der Sieben Schmerzen durchbohrt dargestellt.[6]

Seit dem 16. Jahrhundert erreichte das Wort »Herz« in der mystischen Spiritualität bei dem Franziskaner Jean Vitrier und dem Kartäusermönch Johann von Lansperge seine tiefste mystische Bedeutung und Vieldeutigkeit. Die Herz-Jesu-Verehrung entwickelte sich in der »barocken« Phase des Mittelalters mit den Schriften der Gertrud von Helfta (gest. 1301 oder 1302) und des Johannes von Lansperge, Novizenmeister des Kartäuserklosters in Köln zwischen 1523 und 1530.[7]

Merkwürdigerweise taucht in den Weisungen Ludwigs des Heiligen, die er seinem Sohn Philipp III. und seiner Tochter Isabella hinterließ, das Gegensatzpaar Körper-Seele nirgends auf. Die antithetische Metapher, die den Christen in seiner individuellen Struktur und Lebensweise kennzeichnete, lautete Körper-Herz. Diese Metapher hat den gesamten spirituellen Gehalt des Menschen in sich aufgenommen.[8]

Der Kopf: Führungsaufgabe

Der Kopf *(caput)* war für die Römer – wie für die meisten anderen Völker – der Sitz des Gehirns. Dieses Organ enthielt die Seele, die Lebenskraft eines Menschen, und es übernahm im Körper die Aufgabe der Führung. Der Historiker Paul-Henri Stahl hat erläutert, wie die Bräuche des Enthauptens – sehr häufig bei Naturvölkern, aber auch im Mittelalter – diesen Glauben an die Fähigkeiten des Kopfes widerspiegeln. Die Kopfjäger waren von dem Wunsch getrieben, die Persönlichkeit und die Macht eines Fremden, eines Opfers oder eines Feindes zu tilgen und sie sich durch den Besitz des Gehirns anzueignen.[9]

Die Bedeutung des Kopfes verstärkte sich noch auf einzigartige Weise in der christlichen Glaubenslehre, denn hier kam noch das symbolische Gegensatzpaar oben/unten hinzu, der Grundgedanke der christlichen Hierarchie: Christus war nicht nur das Haupt der Kirche, also der menschlichen Gemeinschaft, Gott war auch das Haupt Christi: »Ich will aber, daß ihr wisset, daß Christus das Haupt eines jeden Mannes ist, des Weibes Haupt aber der Mann, des Christus Haupt aber Gott.« (1 Kor 11,3) Deshalb war der Kopf nach der antiken Physiologie auch das Prinzip des Zusammenhalts und des Wachstums (Kol 2,19).

Die metaphorische Bedeutung des Herzens trat noch mehr in den Vordergrund. Das Herz war laut Xavier-Léon Dufour im Neuen Testament nicht nur der »Ort der Lebenskräfte«, sondern es wurde ganz allgemein in metaphorischem Sinn verwendet und war gleichbedeutend mit dem Gefühlsleben und der Innerlichkeit, »die Quelle der Gedanken, des Glaubens, des Begreifens«. Es war »das Zentrum der bewußten Entscheidungen, des Gewissens, des ungeschriebenen Gesetzes, der Begegnung mit Gott«.[10]

Aristoteles hat das Herz als Ursprung der Empfindungen bezeichnet, und in seiner Nachfolge nahm die mittelalterliche Philosophie das Thema wieder auf. Augustinus bezeichnete das Herz als Sitz des »innerlichen Menschen«. Im 12. Jahrhundert, als auch die Liebe hoch gepriesen wurde, hat man gleichzeitig die Liebe zu Gott, wie sie in zahlreichen Kommentaren zum Hohenlied Salomos beschrieben wird, und die irdische Liebe in höfischen Formen gefeiert. Auf dem Gebiet der politischen Symbolik vervielfachte der Brauch, den Leichnam der Könige und anderer Mächtiger aufzuteilen, den Bau von Schreinen für das Herz. Philipp der Schöne betrieb im Verlauf serines Konflikts mit dem Papst eine regelrechte »Politik des Herzens«.

Die Leber: Verderberin von allem

In diesem metaphorischen Gefüge gab es auch eine negative Kraft, die Leber. Das lag nicht nur an ihrer früheren Rolle in der Mantik; schon bei den Römern galt dieser Brauch als »archaisch« und »fremdartig«, und das Christentum hatte alle Formen der heidnischen Zukunftserforschung ganz abgeschafft, wie ich schon im Abschnitt über die Traumdeutung sagte. Aber der körperlich-symbolische Status der Leber war unwiderruflich schlecht geblieben. Isidor von Sevilla, Repräsentant abenteuerlicher halbwissenschaftlicher Darstellungen, vermengte Physiologie und moralische Symbolik auf dem Gebiet der Körpermetaphern und behauptete: *In jecore autem consistit voluptas et concupiscentia* (Die Leber ist der Sitz der Wollust). Dieser Satz stand am Schluß der Beschreibung der physiologischen Funktion der Leber: »Die Leber hat ihren Namen von der Tatsache, daß sie der Sitz des Feuers ist, das zum Gehirn aufsteigt [von *jacio, jeci,* soll heißen »werfen«, »schleudern«, »schicken«]. Von dort verbreitet es sich über die Augen und andere Sinnesorgane und Glieder, und dank seiner Hitze verwandelt es den Saft aus der Nahrung in Blut und bietet es jedem Körperglied an, damit es sich davon ernährt.«

Die Leber – man nannte sie auch »Bauch« oder »Eingeweide« – wurde also unter die Gürtellinie, in den Bereich der unedlen Körperteile, verbannt als Sitz der Wollust, die seit Paulus und Augustinus vom Christentum verfolgt und unterdrückt wurde.

Die Hand: ambivalentes Werkzeug

Im System der Körpersymbolik hatte die Hand eine ganz besondere Rolle, die für die ideologischen Widersprüche und Spannungen im Mittelalter sehr charakteristisch war. Zunächst war sie das Zeichen für Schutz und Befehl, hier vor allem im Bild von der Hand Gottes, die aus dem Himmel ragt, um der Menschheit seinen Willen darzutun. Auch beim Gebet wurde sie gebraucht, sie machte den Geistlichen und ganz allgemein den gläubigen Christen kenntlich. Die älteste Gebetshaltung war die eines Oranten mit ausgebreiteten Armen, die sublimste Form der Gesten.

Aber die Hand war auch das Instrument für Bußübungen und harte, niedere Arbeit. Nur Benedikt von Nursia hat entgegen der allgemeinen Haltung die Arbeit mit eigenen Händen in den obersten Rang aller Pflichten erhoben. Zur allgemeinen Ehrenrettung der Arbeit hat er damit allerdings nicht viel beigetragen. Der Dichter Rutebeuf bekannte im 13. Jahrhundert stolz: »Ich bin kein Handarbeiter.«

Die Ambivalenz der Hand zeigt sich auch bei der symbolischen Geste der Vasallenhuldigung, die zum wichtigsten Ritual des Feudalsystems gehörte. Der Vasall legt beide Hände in die Hände des Lehnsherrn, Zeichen des Gehorsams, aber auch des Vertrauens. Der Mund trägt mit dem Vasallenkuß ebenfalls zum symbolischen Geschehen bei. Der Kuß auf den Mund verweist schließlich auf die höfische Ergebenheit als Symbol der Liebe zwischen dem Ritter und der Dame seines Herzens.

Die Körpermetapher in Politik und Staatstheorie

Die Gesellschaftstheorien, die auf Körpermetaphern beruhen, verwenden zugleich bestimmte Körperteile wie auch Körperfunktionen beim Menschen wie beim Tier. Sie stammen ausnahmslos aus der Antike.

Die Apologie der Körperglieder und des Magens, die schließlich in einer der berühmtesten Fabeln von Lafontaine auftaucht, geht mindestens bis auf Äsop zurück und wurde in einer sehr frühen Episode der römischen Geschichte in Szene gesetzt, beim Auszug der Plebeier aus Rom auf den Mons Sacer (spätere Quellen nennen statt dessen den Aventin) im Jahr 494 v. Chr. Nach dem Bericht des Livius (II,23) soll Menenius Agrippa mit seiner Rede das Unternehmen zum guten Ende gebracht haben, indem er dem Volk mit Hilfe dieser Fabel vor Augen geführt hatte, daß nicht nur die Solidarität zwischen dem Kopf (dem römischen Senat) und den Gliedern (der Plebs) erforderlich sei, sondern daß sich die Glieder auch dem Kopf unterordnen müßten.

Wahrscheinlich hat also das Christentum den Gebrauch der Körpermetapher in der Politik von der griechisch-römischen Antike übernommen, nur der Wandel in der Werteordnung wird erkennbar; man verwendete weiterhin die heidnischen Vorbilder, aber man änderte die Deutung ab, setzte die Akzente anders, tauschte bestimmte Werte gegen andere aus und bewirkte damit, daß den überlieferten Metaphern neue abschätzige Urteile oder auch positive Aspekte untergeschoben wurden.

Kopf oder Herz?

Das christliche Schema der Körpermetaphern beruhte vor allem auf dem Begriffspaar Kopf/Herz. Ihre Überzeugungskraft gewannen diese Metaphern durch die Lehre, daß die Kirche oder die Gemeinschaft der Gläubigen als ein Körper gedacht war, dessen Haupt Christus selbst ist. Dieses Bild von den Gläubigen, die vielfältigen Gliedern ähneln und von Jesus Christus zur Einheit eines einzigen Körpers zusammengefaßt werden, stammt vom Apostel Paulus.[11] »Denn gleich wie wir in einem Leibe viele Glieder haben, aber die Glieder nicht alle dieselbe Verrichtung haben, also sind wir, die Vielen, ein Leib in Christo, einzeln aber Glieder von einander«, lehrt Paulus im Römerbrief (12,4–5). Er stellt sogar eine Parallele zur Herrschaft des Mannes über die Frau her: »Ich will aber, daß ihr wisset, daß Christus das Haupt eines jeden Mannes ist, des Weibes Haupt aber der Mann, des Christus Haupt aber Gott.« (1 Kor 11,3) Hier handelt es sich um Herrschaft und Unterwerfung, wir befinden uns schon im Bereich der Machtausübung, auch wenn es nur um die eheliche Macht geht.

Diese Idee ist vorherrschend, daneben auch das *corpus mysticum*, das heißt also die mittelalterliche Kirchenlehre.[12] In der Karolingerzeit gelangt sie unversehens in die politische Ideologie: Das Reich, Verkörperung der Kirche, bildet einen einzigen Körper, dessen Haupt Jesus Christus ist. Er herrscht auf Erden durch die Vermittlung von zwei Personen, »durch die sakrale Person und die Person des Königs«, also durch den Papst und den Kaiser oder König.[13]

Wie die Augen im Kopf

Der metaphorische Gebrauch von Körperteilen kam im frühen Mittelalter auf und fand in der Karolingerzeit Eingang in die politische Sprache. Seit der Gregorianischen Reform und schließlich im 12. Jahrhundert waren alle Autoren geradezu versessen auf diese Art von bildlichem Vergleich.

Sehr aufschlußreich in dieser Hinsicht ist der Traktat *Libri tres adversus Simoniacos* (1057). Der Verfasser war ein Mönch aus Lothringen, Humbert von Moyenmoutier, der zum Kardinal aufstieg und einer der maßgeblichen Initiatoren der Gregorianischen Reform war. Er kombiniert das allbekannte abendländische Drei-Stände-Schema[14] *(oratores, bellatores, laboratores)* der Gesellschaft mit einer Metaphorik der Körperorgane. Nach der damaligen Einstellung der reformatorischen Priester betont er mehrfach, daß der Klerus über den Laien stehe und daß das einfache Volk sich den Geistlichen und dem weltlichen Adel unterzuordnen habe: »Der geistliche Stand ist der erste in der Kirche, wie die Augen im Kopf. Ihn meint Gott der Herr, wenn er sagt: ›Wer euch antastet, tastet meinen Augapfel an‹ (Sacharja 2,12). Die weltliche Macht ist wie die Brust und der Arm, deren Kraft stets dazu dient, der Kirche zu gehorchen und sie zu verteidigen. Das einfache Volk aber kann man mit den unteren Gliedmaßen, mit den Händen und den Füßen vergleichen, und deshalb ist es den kirchlichen und weltlichen Autoritäten untergeordnet, aber zugleich ist es für diese auch unentbehrlich.«[15]

Der Staat ist ein Körper

Die klassische Darstellung der Körpermetaphorik in der politischen Sprache findet sich bei Johannes von Salisbury in der Abhandlung *Policraticus* (1159). »Der Staat *(Respublica)* ist ein Körper. Der Fürst ist gleichsam das Haupt des Staates, er ist allein Gott untertan und dessen irdischen Stellvertretern, denn auch im menschlichen Körper wird der Kopf von der Seele regiert. Der Senat verkörpert das Herz, das seine Impulse für gute und böse Taten gibt. Die Aufgaben der Augen, Ohren und der Zunge werden von den Richtern und den Provinzstatthaltern erfüllt. Beamte und Soldaten (*officiales* und *milites*) kann man mit den Händen des Menschen vergleichen. Die Minister des Fürsten sind die Flanken, die Quaestoren und die Beschließer – nicht die Gefängnisaufseher, sondern die Bewahrer der Privatschatulle – lassen an den Bauch und die Eingeweide denken. Wenn sie von zu viel Besitzgier erfüllt sind und ihren Inhalt durch Verstopfung anstauen, lösen sie zahllose, unheilbare Krankheiten aus, und ihr Fehlverhalten kann den Ruin des gesamten Körpers bedeuten. Die Füße, die stets am Boden haften, das sind die Bauern. Bei ihnen ist es ganz besonders dringlich, daß der Kopf die Führung übernimmt, denn sie geraten auf ihrer Erdenwanderung im Dienst des Körpers auf zahlreiche Abwege und Umwege, und sie brauchen besonders guten Halt, um den Körper aufzurichten, zu stützen und ihn mit seinem ganzen Gewicht zu bewegen. Wenn man einem noch so robusten Körper die Unterstützung der Füße wegnimmt, kommt er mit seinen Kräften allein nicht voran, sondern er wird in der beschämendsten und mühsamsten Weise hilflos auf den Händen kriechen, oder er bewegt sich wie ein Tier voran.«

Diese Passage überrascht heute durch eine archaische Gedankenwelt, die damals längst überholt war und nicht mehr in die Realität der Institutionen und der Politik des Mittelalters paßte. Senat und Quaestoren zum Beispiel verweisen auf die römische Antike. Johannes von Salisbury gibt den Text als Teil einer Schrift des Plutarch aus, die angeblich für die politische Erziehung des Kaisers Trajan konzipiert war. Diese Zuschreibung ist mit Sicherheit falsch. Die Kommentatoren sind allgemein der Ansicht, daß es sich um einen spätgriechischen Text handelt, der in der Folgezeit ins Lateinische übersetzt wurde und den Johannes von Salisbury in seine Abhandlung aufnahm, aber die falsche Zuschreibung beibehielt. Plutarch wurde im 12. Jahrhundert in gelehrten Kreisen viel gelesen. Andere Kommentatoren glauben eher, daß es sich um eine Nachahmung handelt, die der Bischof von Chartres selbst im antiken Stil verfaßte. Jedenfalls ist die sogenannte *Institutio Traiani* zugleich Ausdruck des politischen Denkens einer humanistischen Strömung, wie sie für die »Renaissance« des 12. Jahrhunderts kennzeichnend war, aber auch der erste Entwurf einer Thematik, die in den Fürstenspiegeln seit dem 13. Jahrhundert bis ins Spätmittelalter immer wieder auftaucht. Von wem der Text nun ursprünglich stammt, ist nicht so wichtig; er ging von einem der bedeutendsten politischen Denker des Mittelalters aus, der auch als Zeuge für die Körpermetaphorik in der Politik seiner Zeit so interessant ist.

Die höheren Funktionen des Körpers (des Staates) sind zwischen dem Kopf, also dem Fürsten (im 12. und 13. Jahrhundert dem König), und dem Herzen, dem hier so bezeichneten Senat, aufgeteilt. Im Kopf haben auch die Honoratioren der Gesellschaft ihren Sitz wie die Richter und andere

Repräsentanten des Fürsten in den Provinzen, symbolisiert durch die Augen, die Ohren und die Zunge. Sie verkörpern die Verwaltung und die Bürokratie eines Königreichs. Alle übrigen Berufskategorien in der Gesellschaft werden mit weniger edlen Körperpartien verglichen. Beamte und Krieger gleichen den Händen mit ihrer ambivalenten Funktion: Sie verrichten harte Arbeit, aber sie sind auch der weltliche Arm der Kirche. Für die Bauern bleiben nur die Füße übrig, also der unterste Teil des Körpers, aber sie halten ihn aufrecht und ermöglichen erst, daß er sich fortbewegt.

Außerdem weist dieser Text auf den hohen Wert dieser Basis des sozialen Körpers hin, ganz im Sinne der übrigen geistlichen Autoren des 11. und 12. Jahrhunderts, die eindringlich auf die katastrophale Lage der einfachen Landbevölkerung hinwiesen, die zwar die höheren Stände ernährte, aber von ihnen nur Verachtung und Ausbeutung erlebte. In der schlechtesten Position waren allerdings die Berufe, die für die Wirtschaft, also auch für das Geld zuständig waren. Hier trafen sich die antike und die christliche Mentalität in ihrer Verachtung für das Anhäufen von Reichtümern, das in die unedlen Teile, den Bauch und die Eingeweide, verlegt wurde. Sie waren vollständig entwertet als Giftküche von Krankheiten und Lastern, Sitz einer obszönen Einbehaltung von Goldvorräten durch einen sparsamen oder geizigen Staat, dem Großzügigkeit und Freigebigkeit fremd waren.

Der Kopf verliert den Vorrang

Die aufschlußreichste Episode im Zusammenhang mit dem Gebrauch der Körpermetapher in der Politik ereignete sich an der Wende vom 13. zum 14. Jahrhundert, im Verlauf eines heftigen Streits zwischen Philipp dem Schönen und Papst Bonifatius VIII. Wie zu Zeiten der *Libelli de lite* (zwischen Papst und Kaiser) während des Investiturstreits im 11. und 12. Jahrhundert die Pamphletistik aufkam, so erschien jetzt in etwas modernerer Form (inzwischen war auch die öffentliche Meinung beteiligt, nicht nur hoher Adel und hohe Geistlichkeit) eine regelrechte Flut von Abhandlungen, Streitschriften und Pamphleten. In einem anonymen Traktat, *Rex Pacificus*, im Jahr 1302 von einem Anhänger des Königs verfaßt, wurde die Metapher »Mensch als Mikrokosmos« in einer ganz besonders erhellenden Form verwendet.

Danach hat der Mensch als Mikrokosmos der Gesellschaft zwei beherrschende Körperorgane: Kopf und Herz. Der Papst ist der Kopf, der den Gliedern, also den Gläubigen, die wahre Lehre mitteilt und sie dazu anhält, gute Werke zu tun. Vom Kopf gehen die Nervenstränge aus, die Kirchenhierarchie, die alle Glieder untereinander und mit ihrem Haupt, Jesus Christus, verbindet, dessen Stellvertreter der Papst ist; er garantiert die Einheit des Glaubens.

Der Fürst ist das Herz, von dem die Adern ausgehen; sie verteilen das Blut im ganzen Körper. Genauso gehen vom König die Befehle, die Gesetze, die Rechtsbräuche aus, die die nährende Substanz, also die Justiz, in alle Teile des sozialen Körpers schicken. Das Blut ist die Lebenskraft schlechthin, die wichtigste im menschlichen Körper. Also sind die Adern kostbarer als die Nerven, und deshalb ist das Herz wichtiger als der Kopf.

Drei weitere Argumente vervollständigen die Beweisführung. Das erste ist aus der Embryologie entliehen und setzt die Körpersymbolik fort. Beim Foetus bildet sich zuerst das Herz aus, danach der Kopf. Also steht das Königtum über dem Papsttum. Andererseits bestätigen auch die wissenschaftlichen Autoritäten, daß das Herz dem Kopf überlegen ist. Der Verfasser beruft sich dabei auf Aristoteles, Augustinus, Hieronymus und Isidor von Sevilla.

Schließlich kann er auch noch einen etymologischen Beleg anführen, der allerdings einer anderen Logik folgt als die moderne Sprachwissenschaft. Auf griechisch heißt der König *basileus,* das soll von »Basis« kommen. Also ist der König die Grundlage, auf der die Gesellschaft ruht. Der Verfasser scheut sich also nicht, mit Hilfe solcher Kapriolen den König vom Kopf ins Herz und vom Herzen auf die Basis zu befördern. Jedenfalls hat er schlüssig bewiesen, daß der Fürst oder der Staat an erster Stelle steht.

Aber es endet dann doch mit einem Kompromiß. Die Hierarchie zwischen Herz und Kopf tritt zugunsten eines friedlichen Zusammenlebens in der Autonomie zurück: »Aus all dem geht klar hervor, daß es im Körper zwei beherrschende Teile gibt: Kopf und Herz übernehmen zwei verschiedene Aufgaben, und sie dürfen sich beide nicht in das Amt des anderen einmischen. Genauso gibt es auf der Welt zwei getrennte Arten der Rechtsprechung, die geistliche und die weltliche, und beide haben ihre ganz eigenen Befugnisse.« Folglich müssen Fürsten und Päpste einander ihre je eigenen Plätze zugestehen. Die Einheit des menschlichen Körpers wird zugunsten der Trennung von Spirituellem und Weltlichem aufgegeben, und die Körpermetapher wird aufgelöst.[16]

Die Vorstellung von einem doppelten Kreislauf im menschlichen Körper – Nerven vom Kopf ausgehend, Blutadern vom Herzen –, die eine Metaphorik von zwei Abschnitten des Körpers zuläßt, um die Struktur und das Funktionieren des sozialen Körpers zu erklären, fügte sich gut in die zeitgenössische Physiologie ein, die von Isidor von Sevilla stammte und durch die wachsende symbolische und metaphorische Bedeutung des Herzens noch zusätzlich vorangetrieben wurde. Über den Kopf heißt es bei Isidor: »Der wichtigste Körperteil des Menschen ist der Kopf; er heißt so *(caput)*, weil alle Sinne und Nerven dort ihren Ursprung haben *(initium capiunt)* und jede Quelle der Kraft von dort ausgeht.«[17] Und über das Herz: »Das Herz *(cor)* kommt aus dem Griechischen, wo man es *kardia* nennt, oder von *cura* (Sorge). Es ist der Sitz jeder Besorgnis und des Gewissens. Zwei Arterien gehen von ihm aus, die linke hat mehr Blut, die rechte mehr Empfindung. Deshalb messen wir auch den Puls am rechten Arm.«[18]

Den Kopf auf die Füße stellen

Auch Henri de Mondeville, Chirurg Philipps des Schönen und ungefährer Zeitgenosse des Verfassers von *Rex Pacificus*, schrieb zwischen 1306 und 1320 eine Abhandlung über Chirurgie, in der er das Herz als das wichtigste Organ im Körper bezeichnet. Marie-Christine Pouchelle hat in der schon zitierten hervorragenden Arbeit darüber berichtet.[19] Inzwischen war das Herz in den Mittelpunkt der politischen Metaphorik gerückt. Es brachte mit seiner zentralen Lage im Körper das Wesen der neuen Monarchie zum Ausdruck, und noch bedeutsamer: Es verkörperte nicht die vertikale Hierarchie wie der Kopf, auch nicht das Ideal der Einheit, der Vereinigung des Spirituellen mit dem Weltlichen, die so charakteristisch für ein früheres Christentum war, das jede Gelegenheit zum Streit nutzte, sondern für die Zentralisierung um die Persönlichkeit des Fürsten.

Die neue politische Physiologie stützte Henri de Mondeville auf wissenschaftliche Erkenntnisse über den menschlichen Körper, die den Kenntnisstand Isidors von Sevilla erweiterten, aber auch das Herz in den Vordergrund rückten, und dadurch wurde es möglich, den gerade entstehenden Staat metaphorisch zu beschreiben: »Das Herz ist das eigentlich beherrschende Organ, das allen übrigen Gliedern des gesamten Körpers das belebende Blut, die Wärme und die Empfindung schickt. Es befindet sich genau in der Mitte der Brust, wie seine Aufgabe es erfordert, genauso wie der König in der Mitte seines Königreichs.«

Aber im großen und ganzen behielt oder bekam der Kopf in der politischen Metapher wieder die Führung. Jean de Terrevermeille, ein Jurist aus Nîmes und Theoretiker der Monarchie, hat in seinen drei Abhandlungen (1418/19), die zur Legitimierung des Dauphin Karl (später Karl VII.) beitragen sollten und Ende des 16. Jahrhunderts dem Thronanspruch Heinrichs von Navarra (später Heinrich IV.) gute Dienste taten, betont, »daß der mystische und politische Körper des Königreichs« dem Kopf gehorchen muß, der das Prinzip der Einheit des gesamten Seins verkörpert und die Ordnung in der Gesellschaft und im Staat garantiert. Er ist das wichtigste Körperorgan, und alle anderen müssen ihm gehorchen. Und da eine Gesellschaft mit zwei Köpfen monströs und anarchisch wäre, ist auch der Papst nur ein sekundäres Oberhaupt *(caput secundarium)*.[20] Auf diese Weise, könnte man fast sagen, wurde der Körper wieder auf die Füße gestellt.[21]

Der König und der Heilige

Die Körpersymbolik war sehr geeignet, die Macht der beiden mittelalterlichen Helden, des Königs und des Heiligen, zu stärken. Der König von Frankreich hatte im Mittelalter eine

Kraft der Wunderheilung. Er konnte Menschen heilen, die an einer Hautkrankheit, den Skrofeln (tuberkulöse Drüsenentzündung), litten. Die Heilung vollzog sich während einer festgelegten Zeremonie an bestimmten Tagen und an bestimmten Orten, zum Beispiel im Kreuzgang der Abtei Saint-Denis. Durch Handauflegen heilte der König den Körper des Kranken.

Auch der Heilige hatte eine bestimmte Kraft, die den Körper durchdrang und sich häufig auf den Körper anderer Menschen richtete. Peter Brown hat sehr richtig erkannt, daß der Heilige ein »außergewöhnlicher Toter« war. Sein Leichnam und seine Grabstätte hatten die Fähigkeit, Kranke zu heilen, die sich ihnen näherten und einen Teil des Leichnams, jetzt eine heilige Reliquie, oder sein Grab berührten. Die Wundertätigkeit erstreckte sich vor allem auf den Körper – Kranke wurden geheilt, Krüppel wieder aufgerichtet –, überhaupt auf schwache und bedrohte Körper: kleine Kinder, Schwangere und Greise.

Im 13. Jahrhundert erlebte Franz von Assisi durch seine absolute Hingabe an Jesus Christus und sein Verlangen, ihm zu gleichen, daß sein Körper mit den Wundmalen des Gekreuzigten, den Stigmen, gezeichnet wurde. Zur selben Zeit entwickelte sich aus einer krankhaften Frömmelei eine kleine Laienschar von Bußpredigern in der Nachfolge der frühmittelalterlichen mönchischen Askese. Um 1260 und im 14. Jahrhundert tauchten die Flagellanten überall in Europa auf.

Der Körper der Stadt

Die mittelalterliche Stadt bot sich nicht so leicht wie die Kirche oder der Staat für eine Körpersymbolik an, aber einige Definitionen der Stadt bevorzugten Metaphern, die aus der Anatomie oder der Physiologie entnommen waren.

Aus der Antike stammte die Feststellung, die über Augustinus ins Mittelalter gelangte, daß eine Stadt nicht nur aus den Steinen – Mauern, Denkmälern, Häusern – besteht, sondern aus den Menschen, die darin wohnen, den Bürgern *(cives)*. Der Dominikaner Albert der Große nahm den Gedanken im 13. Jahrhundert in einer Reihe von Predigten in Augsburg wieder auf. Sie waren eine Art »Theologie der Stadt«.

Eine andere Definition der Stadt, die eine Körpermetapher verwendete, bezeichnete sie als urbanes »System«.[22] Die Körpermetapher bezog sich auch auf einige wesentliche Aspekte der Stadt. Die mittelalterliche Stadt war Wirtschaftszentrum und nicht nur ein Marktort, außerdem ein Zentrum der handwerklichen Produktion; die Handwerker schlossen sich zu Zünften zusammen.[23] Außerdem war die Stadt ein Mittelpunkt der Glaubensausübung. Die städtische Pfarrgemeinde, häufig an ein Stadtviertel gebunden, war mehr als in den ländlichen Gemeinden eine geschlossene Gruppe der Gläubigen, die von einem Pfarrer geführt wurde.

In all diesen theoretischen Ansätzen wird immer wieder bestätigt, wie notwendig die Solidarität zwischen Haupt und Gliedern ist. Die Stadt war nach dem Bild des »sozialen Körpers« ein funktionales Ensemble von solchen Solidaritäten, für die der menschliche Körper das Modell bot.

Schluß

Eine Geschichte in langsamen Rhythmen

Die Geschichte des Körpers bietet dem Historiker und dem historisch Interessierten einen Vorteil und einen zusätzlichen Nutzen: Der Körper illustriert und nährt eine Geschichte in langsamen Rhythmen. In Wirklichkeit gibt erst der Körper dieser Art von Geschichte, der Geschichte der Ideen, der Mentalitäten, der Institutionen und sogar der Technik und der Wirtschaft überhaupt einen Körper, eine Gestalt.

Nicht nur seit vorgeschichtlichen, sondern auch seit historischen Zeiten, auf die wir noch zurückblicken können, hat sich der Körper in seinem äußeren Erscheinungsbild, seinen Funktionen und in den Vorstellungen über ihn verändert. Aber er erlebte wenige einschneidende Ereignisse oder gar Umwälzungen, wie sie ihm etwa die Medizin seit dem 19. und 20. Jahrhundert bescherte. Allerdings gab es für ihn auch rasche Entwicklungen wie die Ernährungsumstellung in den Klöstern oder den katastrophalen Einbruch der Schwarzen Pest 1347/1348. Auf der anderen Seite hatten kulturelle Umschwünge wie das Verschwinden des Sports, das Verbot der Theater oder die Verurteilung des nackten Körpers erst späte, langsam eintretende Konsequenzen. Auch die langsame »agrarische Revolution« zwischen dem 10. und 12. Jahrhundert, die Einführung von neuen Kulturen und neuen

Methoden des Kultivierens, die Entwicklung des Geschmacks bei den Speisen und der Aufstieg der Gastronomie waren Entwicklungen, die sich nur allmählich auf den Körper auswirkten.

Viel schneller überfiel ein neues Phänomen den Körper im Mittelalter: die Kleidermode. Wir verfügen zwar über eine gute Dokumentation, insbesondere durch die Bildkunst, und grundlegende historische Arbeiten zur Kleidermode im Mittelalter, aber die sozialen und kulturellen Phänomene, die noch enger mit dem Körper verbunden sind, bleiben ein Desiderat für die historische Forschung: Haartracht, Schnurrbart, Backenbart.[1] Etwas genauer sind wir über die Gesichtspflege und das Schminken bei den Frauen informiert. Die Feudalgesellschaft entwickelte ein Ideal vom stämmigen Mann. Die Anziehungskraft der »blonden Männer mit schmalem Kopf« hat das blonde Haar zum Wesensmerkmal von Schönheit erhoben, das Franz von Assisi, »das schwarze Männchen«, energisch zurückwies. Im 15. Jahrhundert tauchte zunehmend provokant und vor allem weil Rabelais ihn trug, der Hosenschlitz auf, mit einem langen Nachleben.

In diesem Buch war viel davon die Rede, wie wichtig Kopf und Herz in der Vorstellung und mit ihrer Symbolik im Mittelalter waren. Im 15. Jahrhundert entwickelte sich in der Literatur und in der Kunst, zweifellos auch als Echo auf die wissenschaftlichen und sozialen Fortschritte, das Thema von den fünf Körpersinnen. Ein eindrucksvolles Beispiel für diese Symbolik kann man auf dem Gobelin *Dame und Einhorn* betrachten. Er hängt im Musée national du Moyen Âge in Paris. Es wurde sicher zu Recht gesagt, daß der Gesichtssinn im Mittelalter der beherrschende war.[2] Um 1300 wurde die Brille erfunden, zunächst als modische Kuriosität, danach aber als optisches Hilfsmittel, das sich sehr rasch verbreitete. In der Hölle trifft der erste Blick auf die rote Glut des Höllenfeuers, während die Nase vom Gestank belästigt wird. Im Paradies ist es der Blick, der den auferstandenen Körper des Auserwählten belohnt, wenn er sich der Anschauung Gottes hingibt. Der Dramatiker Feo Belcari aus Florenz sagt zu Beginn seines Stücks *Abraham und Isaak*, das 1449 aufgeführt wurde:

Das Auge wird die erste von allen Pforten genannt,
Durch die der Geist aufnehmen und prüfen kann,
Das Ohr an zweiter Stelle, mit dem Wort als Führer,
Das dem Verstand Kraft und Stärke verleiht.

Diese Konzeption ist zwar eher intellektuell als gefühlsbezogen, aber seit dem 16. Jahrhundert, also der frühen Neuzeit, spielten die fünf Sinne im Rahmen eines Humanismus, der den ganzen Menschen Blick hatte, eine bedeutende Rolle. Diesen Humanismus des totalen Menschen, der mit einem zivilisierten Körper ausgestattet ist, hat das Mittelalter hervorgebracht.

Der großartige, bettelarme, weise François Villon war der beste und wunderbarste Interpret der neuen Sensibilität des Körpers im Abendland des 15. Jahrhunderts. Seine Verse legen Zeugnis ab von dem Rang, den das Herz im Leben und in der Bestimmung des Menschen einnahm, der diese Verse hinterließ. Das Herz befiehlt dem Körper des Dichters, der, als er 30 Jahre alt wurde, mit seinem Herzen Zwiesprache hielt in dem Gedicht *Le Débat du cœur et du corps de Villon*: »Dreißig Jahre! Das Alter eines Maultiers!« Das war das richtige Alter, seinen Körper den Empfehlungen des Herzens, also dem Gewissen, folgen zu lassen. Das Herz muß jetzt das Spiel des menschlichen Lebens anführen. Villon mobilisiert alle seine Sinne, seine Glieder – »Augen, Ohren und Mund, Nase, und auch du, Tastsinn« – und seinen ganzen Körper, um den Hof zu preisen, »Glück der Franzosen« und »Zuflucht der Fremden« in seinem Gedicht *Louange de la Cour*. Villon besingt die unaussprechliche Schönheit und den Zauber des weiblichen Körpers, der »so lieblich« ist. Aber er sieht sich auch selbst als Verurteilten, Erhängten, Verkörperung des Verfalls, als verwesenden Kadaver:

Aber der Körper, der wir zu sehr genährt haben,
Zerfallen und verwest ist er,
Und wir, die Knochen, werden Asche und Staub sein.[3]

Und was sagt er vom Körper, wenn die schöne äußere Hülle dahingerafft ist? »Was ist aus der glatten Stirn geworden, den blonden Haaren, den geschwungenen Brauen, dem lebhaften Blick, der auch die Bösartigsten versöhnte, die schöne gerade Nase, weder zu groß noch zu klein, die kleinen, hübsch gleichmäßigen Ohren, das Grübchenkinn, dieses klar gezeichnete Gesicht und diese schönen karminroten Lippen? – Wo sind sie, die kleinen Schultern, die langen Arme und die feingliedrigen Hände, die kleinen Brüste, die rundlichen, hohen, hübschen Hüften, so richtig gemacht für die Liebesturniere, dieser weite Rückenbogen, der kleine Hügel auf stämmigen Oberschenkeln in der Mitte seines kleines Gartens? – Die Stirn in Falten, graues Haar, die Brauen zerfallen, erloschene Augen, die einst Blicke und Lächeln hinüberwarfen, gebogene Nase, unschön, hängende Ohren, behaart, bleiches Gesicht, tot und farblos, faltiges Kinn, rissige Lippen …«

Im Herbst des Mittelalters hat Villon auf großartige Weise die bitteren, schärferen Gegensätze zwischen einem schönen, lebensfrohen und einem verfallenden, todgeweihten Körper beschrieben. Dieses Kind seines Jahrhunderts und der Kirche, die ihn hoch geehrt hat, kannte die Fastenzeit, aber er besingt und preist auch den Karneval. Sein *Testament* ahmt den Stil der Alten nach, aber es endet auch mit einem burlesken Umzug, der alle sozialen Hierarchien von sich wirft, wo die Fülle der animalischen Lustbarkeiten ein Mittel ist, »die physiologischen Vorgänge des Körpers zu erwähnen, alles auf das Gebiet des Körpers zu holen, weil es universell ist, zum Trinken, Essen, zur Verdauung, zur Sexualität«.[4] Masken, Jonglieren mit Wörtern und Sprache, durchlässige Grenzen zwischen Mensch und Tier, Prostituierte, Affen, Gestikulieren, Verdrehungen, Metamorphosen, Gelächter, Tränen, Ironie und Spott ... Villon treibt die Gegensätze und Widersprüche des ausgehenden Mittelalters auf ihren Höhepunkt und Endpunkt. Den Respekt vor dem Herzen, aber auch die Rache des Körpers bringt er zum Ausdruck. Todesangst, Todessehnsucht, Verlockung des Todes und Lobpreis der körperlichen Schönheit: Die Widersprüche im Körper sind existentiell geworden.

Der Körper hat also eine Geschichte. Der Körper ist unsere Geschichte.

Anmerkungen

Vorwort

1 Édouard-Henri Weber, Artikel »Corps« in André Vauchez (Hrsg.), *Dictionnaire encyclopédique du Moyen Âge,* Bd. 1, Paris, Cerf 1997.

Einleitung: Geschichte einer Forschungslücke

1 Jules Michelet, *Œuvres complètes,* hrsg. v. Paul Viallaneix, Paris, Flammarion 1966. Zur glanzvollen Sicht des Mittelalters, die Michelet 1833 bot, und der später eher düsteren Version im Jahr 1855 vgl. Jacques Le Goff, »Le Moyen Âge de Michelet«, in *Un autre Moyen Âge,* Paris, Gallimard 1999.

2 Jeanne Favret-Saada, *Critique,* April 1971, wieder abgedr. in *Corps pour corps. Enquête sur la sorcellerie dans le bocage* (mit José Contreras), Paris, Gallimard 1981. Vgl. auch dies., *Les Mots, la mort, les sorts,* Paris, Gallimard 1977.

3 Marcel Mauss, »Les techniques du corps« (1934), *Journal de psychologie,* XXXII, 3–4 (1936), in *Sociologie et anthropologie,* Paris, PUF 1950, Neuausg. 2001.

4 Claude Lévy-Strauss, »Introduction à l'Œuvre de Marcel Mauss«, in Marcel Mauss, *Sociologie et anthropologie,* Paris, PUF 1950.

5 Norbert Elias, *Wandlungen des Verhaltens in den weltlichen Oberschichten des Abendlandes,* Frankfurt, Suhrkamp 1989; *Wandlungen der Gesellschaft,* ebd. 1969; *Die höfische Gesellschaft,* ebd. 1969.

6 Vgl. *Norbert Elias, La Politique et l'Histoire,* hrsg. v. Alain Garrigou und Bernard Lacroix, Paris, La Découverte 1997.

7 Nathalie Heinich, *La Sociologie de Norbert Elias,* Paris, La Découverte 1997.
8 Johan Huizinga, *Herbst des Mittelalters,*, Stuttgart, Kröner 1961.
9 Marc Bloch, *Apologie der Geschichtsschreibung oder Der Beruf des Historikers,* Stuttgart, Klett-Cotta 1992.
10 Gegründet 1929 unter dem Namen *Annales d'histoire économique et sociale,* seit 1946 *Annales, économie, sociétés, civilisations* und heute *Annales, histoire, sciences sociales.*
11 Marc Bloch, *Die Feudalgesellschaft* (1939), dt. Stuttgart, Klett-Cotta 1999.
12 Max Horkheimer und Theodor W. Adorno, *Dialektik der Aufklärung* (1944).
13 Michel Foucault, *Surveiller et punir,* Paris, Gallimard 1975; auch *Histoire de la folie à l'âge classique,* Paris, Plon 1961; *Histoire de la sexualité,* Bd. 1, *La Volonté de savoir (1976),* Bd. 2, *L'Usage des plaisir,* Bd. 3, *Le Souci de soi,* Paris, Gallimard 1984.
14 Jackie Pigeaud, *La Maladie de l'âme. Étude sur la relation de l'âme et du corps dans la tradition médico-philosophique antique,* Paris, Les Belles Lettres 1981.
15 Émile Durkheim, *Les Formes élémentaires de la vie religieuse,* Paris, PUF 1968. Vgl. auch David Le Breton, *Sociologie du corps,* Paris, PUF 2002, und *Anthropologie du corps et modernité,* Paris, PUF 1990.
16 Maurice Godelier und Michel Panoff, *La Production du corps,* Amsterdam, Édition des archives contemporaines 1998.
17 Michel de Certeau, *Histoire et psychanalyse entre science et fiction,* Paris, Gallimard 1987, auch in Koll. »Folio« 2002.
18 Vgl. v. a. Jacques Le Goff, *Pour un autre Moyen Âge. Temps, travail et culture en Occident,* Paris, Gallimard 1977, Ndr. Koll. »Tel« 1991, und in *Un autre Moyen Âge,* Paris, Gallimard, Koll. »Quarto« 1999.
19 Jean-Claude Schmitt, *Le Corps, les rites, le temps. Essais d'anthropologie médiévale,* Paris, Gallimard 2001.

1. Fastenzeit und Karneval

1 Jean-Claude Schmitt, »Corps et âme«, in Jacques Le Goff und Jean-Claude Schmitt (Hrsg.), *Dictionnaire raisonné de l'Occident médiéval*, Paris, Fayard 1999.

2 Jean-Claude Schmitt, *La raison des gestes dans l'Occident médéval*, Paris, Gallimard, Koll. »Bibliothèque des histoires« 1990.

3 Vgl. v. a. »Un long Moyen Âge« in Jacques Le Goff (mit Jean-Maurice de Montrémy), *À la recherche du Moyen Âge*, Paris, Louis Audibert 2003.

4 Cécile Caby, »Ascèse, ascétisme«, in André Vauchet (Hrsg.), *Dictionnaire encyclopédique du Moyen Âge*, Bd. 1, Paris, Cerf 1997.

5 Roland Barthes, *Michelet* (1954), in *Œuvres complètes*, hrsg. v. Éric Marty, Paris, Seuil 1993.

6 Vgl. Andrew W. Lewis, *Le Sang Royal: la famille capétienne et l'État, France Xe–XIVe siècles*, Paris, Gallimard 1986.

7 Anita Gueneau-Jalabert, Artikel »Sang« in Claude Gauvard, Alain de Libéra und Michel Zink (Hrsg.), *Dictionnaire du Moyen Âge*, Paris, PUF 2002.

8 Jacques Rossiaud, »Sexualité«, in Jacques Le Goff und Jean-Claude Schmitt (Hrsg.), *Dictionnaire*.

9 Von Georges Duby v. a. *Le Chevalier, la femme, le prêtre. Le mariage dans la France féodale*, Paris, Hachette 1981, Ndr. in *Féodalité*, Paris, Gallimard, Koll. »Quarto« 1996; *Mâle Moyen Âge. De l'amour et autres essais*, Paris, Flammarion 1988, »La femme gardée« in Georges Duby und Michelle Perrot (Hrsg.), *Histoire des femmes en Occident*, Paris, Plon 1991.

10 Michel Sot, »Pourquoi se marier à l'église«, in *Les collections de l'Histoire*, Nr. 5: *L'Amour et la sexualité*, Juni 1999.

11 »La famille et l'amour sous le haut Empire romain«, in *Annales E. S. C.* 1978.

12 *Les Stoïciens*, frz. v. Émile Bréhier, hrsg. v. Pierre-maxime Schuhl, Paris, Gallimard 1962, Koll. »Bibliothèque de la Pléiade«.

13 Marc Aurel, *Selbstbetrachtungen*, Stuttgart, Reclam 1956.

14 Michel Foucault, *Histoire de la sexualité,* Bd. 2: *L'Usage des plaisirs,* Paris, Gallimard 1984.
15 Paul Veyne, *La Société romaine,* Paris, Seuil 1991.
16 Spinoza, *Tractatus theologico-politicus,* 1670.
17 Eine Zusammenfassung der Studien über den Körper im Mittelalter, die vor diesem Band erschienen, bei Jacques Le Goff, *L'Imaginaire médiéval,* Paris, Gallimard 1985 und 1991; auch in ders., *Un autre Moyen Âge,* Paris, Gallimard 1999.
18 Christiane Klapisch-Zuber, »Masculin/féminin« in Jacques Le Goff und Jean-Claude Schmitt, *Dictionnaire.*
19 Klapisch-Zuber, ebd.
20 Vgl. insbes. Jacques Rossiaud, *La prostitution médiévale,* Ndr. Paris, Flammarion 1990.
21 Jean-Louis Flandrin, *Un temps pour embrasser. Aux origines de la morale sexuelle/VIe–Xie siècle),* Paris, Seuil 1983.
22 Spinoza, *Die Ethik,* Stuttgart, Kröner.
23 Emmanuel La Roy Ladurie, *Le Carnaval de Romans,* Paris, Gallimard 1979.
24 Michail Bachtin, *L'Œuvre de François Rabelais et la culture populaire au Moyen Âge et sous la Renaissance,* Paris, Gallimard 1970.
25 Vgl. Jacques Le Goff (mit Jean-Maurice Montrémy), »Un long Moyen Âge« in *À la recherche du Moyen Âge,* Paris, Audibert 2003.
26 Jacques Le Goff, »Culture ecclésiastique et culture folklorique au Moyen Âge: saint Marcel de Paris et le Dragon«, in *Pour un autre Moyen Âge,* Paris, Gallimard 1977, erneut in *Un autre Moyen Âge,* Paris, Gallimard, Koll. »Quarto« 1999.
27 Jacques Le Goff, *Saint Louis,* Paris, Gallimard, Koll. »Bibliothèque des histoires« 1996.
28 Jacques Le Goff, *Saint François d'Assise,* Paris, Gallimard, Koll. »Bibliothèque des histoires« 1999.
29 Rutebeuf, *Œuvres complètes,* hrsg. v. Michel Zink, 2 Bde., Paris, Bordas 1989 und 1990.
30 Jacques Le Goff, *Les Intellectuels au Moyen Âge,* Paris, Seuil 1957, Ndr. Koll. »Points« 1985.

31 Piroska Nagy, *Le Don des larmes au Moyen Âge,* Paris, Albin Michel 2000.

32 Alain Boureau, Vorwort zu Piroska Nagy, *Le Don.*

33 Nagy, *Le Don.*

34 Johan Huizinga, *Herbst des Mittelalters.*

35 Roland Barthes, *Michelet.*

36 John Morreall, *Taking Laughter Seriously,* Albany, State University of New York 1983.

37 Ernest Jones, »Der Alptraum in seiner Beziehung zu gewissen Formen des mittelalterlichen Aberglaubens«. *Schriften zur Angewandten Seelenkunde,* H. 14, 1912.

38 Jean-Claude Schmitt, *Le Corps des images. Essais sur la culture visuelle au Moyen Âge,* Paris, Gallimard, Koll. »Le temps des images« 2002.

39 Jean-Claude Schmitt, *Le Corps* (wie Einleitung Anm. 19).

40 Guillaume de Lorris und Jean de Meung, *Le Roman de la Rose,* frz. Paris, Le Livre de Poche, Koll. »Lettres gothiques« 1992.

41 Schmitt hat kürzlich gezeigt, wie der Bericht über die Bekehrung Hermanns des Juden aus dem 12. Jahrhundert in den Traum eingekleidet ist, vgl. *La Conversion d'Hermann le Juif. Autobiographie, histoire et fiction,* Paris, Seuil 2003.

42 Michel Zink, *La Subjectivité littéraire. Autour du siècle de Saint Louis,* Paris, PUF 1985.

2. Leben und Sterben im Mittelalter

1 Agostino Paravicini Bagliani, »Les Âges de la vie«, in Jacques Le Goff und Jean-Claude Schmitt, *Dictionnaire.*

2 John Boswell, *Christianisme, tolérance sociale et homosexualité. Les homosexuels en Europe occidentale des débuts de l'ère chrétienne au XIVe siècle* (1980), Paris, Gallimard 1985.

3 Vgl. auch die hervorragende Arbeit von Jean-Pierre Poly, *Le Chemin des amours Barbares. Genèse médiévale de la sexualité européenne,* Paris, Perrin 2003.

4 Michael Camille, *Images dans les marges. Aux limites de l'art médiéval* (1992), Paris, Gallimard 1997; und Jacques Delarun (Hrsg.), *Le Moyen Âge en lumière. Manuscrits enluminés des bibliothèques de France*, Paris, Fayard 2002.

5 Arnaud de La Croix, *L'Érotisme au Moyen Âge*, Paris, Tallandier 1999.

6 Philippe Ariès, *Un historien du dimanche*, Paris, Seuil 1980 und mit Georges Duby (Hrsg.), *Histoire de la vie privée*, 5 Bde., Paris, Seuil 1985–1987.

7 Didier Lett, *L'Enfant des miracles. Enfance et société au Moyen Âge (XIIe–XIIIe siècles)*, Paris, Aubier 1997.

8 Zit. bei Lett, »Tendres souverains«, in Jean Delumeau und Daniel Roche (Hrsg.), *Histoire des pères et de la paternité*, Paris, Larousse 2000.

9 Marie-José Imbault-Huart, *La Médecine au Moyen Âge à travers les manuscrits de la Bibliothèque nationale*, Éditions de la Porte verte/Bibliothèque nationale 1983.

10 Vgl. auch Georges Minois, *Histoire de la vieillesse en Occident de l'Antiquité à la Renaissance*, Paris, Fayard 1987.

11 Jacques Berlioz, *Catastrophes naturelles et calamités au Moyen Âge*, Florenz, Edizioni del Galluzzo 1998; und »Fléaux« in Jacques le Goff und Jean-Claude Schmitt, *Dictionnaire.*

12 Jean-Noël Biraben, *Les Hommes et la peste en France et dans les pays européens et méditerranéens*, 2 Bde., Paris/Den Haag, Mouton 1975–1976. Vor einiger Zeit hat man die (schwarze) Ratte als Überträger ausgeschlossen, entgegen früheren Annahmen.

13 Jole Agrimi und Chiara Crisciani, »Charité et assistance dans la civilisation chrétienne médiévale«, in Mirko D. Grmek (Hrsg.), *Histoire de la pensée médicale en Occident*. I: *Antiquité et Moyen Âge*, Paris, Seuil 1995.

14 Vgl. zu diesem Thema Françoise Bériac, *Histoire des lépreux au Moyen Âge, une société d'exclus*, Paris, Imago 1988 und die Zusammenfassung von Hervé Martin in *Mentalités médiévales* II, Paris, PUF 2001; daraus stammt dieses Zitat.

15 Vgl. Saul Nathaniel Brody, *The Disease of the Soul. Leprosy in medieval literature,* Ithaca, Cornell University Press 1974.

16 Roger I. Moore, »Heresy as Disease«, in *The Concept of Heresy in the Middle Ages,* Löwen, Medievalia Lavunentia UV 1976.

17 Mirko D. Grmek, »Le Concept de maladie«, in ders. (Hrsg.), *Histoire de la pensée.*

18 Agrimi/Crisciani, »Charité« in Grmek (Hrsg.), *Histoire de la pensée.*

19 Jean-Pierre Poly, *Le Chemin* (wie Anm. 3).

20 Danielle Jacquart, »La Scolastique médicale«, in Grmek (Hrsg.), *Histoire de la pensée.*

21 Georges Duby, »Réflexions sur la douleur physique«, in *Mâle Moyen Âge,* Paris, Flammarion 1988.

22 Le Goff, *Saint François.*

23 Agrimi/Crisciani, »Charité« (wie Anm. 18).

24 Ebd.

25 Danielle Jacquart, »La Scolastique« (wie Anm. 20).

26 Vgl. Marie-Christine Pouchelle, *Corps et chirurgie à l'apogée du Moyen Âge,* Paris, Flammarion 1983; und »Médecine« in Jacques Le Goff und Jean-Claude Schmitt, *Dictionnaire.*

27 Jacquart, »Scolastique« (wie Anm. 25).

28 Grmek, »Le Concept« (wie Anm. 17).

29 Imbault-Huart (wie Anm. 9).

30 Agrimi/Crisciani, »Charité« (wie Anm. 23).

31 Philippe Ariès, *Essais sur l'histoire de la mort en Occident du Moyen Âge à nos jours,* Paris, Seuil 1975; *L'Homme devant la mort,* Paris, Seuil 1977; und *Images de l'homme devant la mort* (livre album), Paris, Seuil 1983.

32 Michel Lauwers, »Mort(s)« in Jacques Le Goff und Jean-Claude Schmitt, *Dictionnaire.*

33 Norbert Elias, *Die Einsamkeit der Sterbenden,* 1982.

34 Peter Brown, *Le Culte des saints. Son essor et sa fonction dans la chrétienté latine* (1981), Paris, Cerf 1984.

35 Vgl. Kantorowicz, *Die zwei Körper des Königs.*

36 Jean-Claude Schmitt, *Les revenants. Les vivants et les morts dans la société médiévale,* Paris, Gallimard 1994.
37 André Corvisier, *Les Danses macabres,* Paris, PUF 1998.
38 Jérôme Baschet, »Comment échapper aux supplices de l'enfer«, in *Vivre au Moyen Âge,* Paris, Tallandier 1998.
39 Vgl. Jacques Le Goff, *La naissance du purgatoire,* Paris, Gallimard 1981, Ndr. Koll. »Folio« 1991.
40 Jérôme Baschet, *Les Justices de l'au-delà. Les Réprésentations de l'enfer en France et en Italie (XIIe–Xve siècle),* Rom, École française de Rome 1993.
41 Jean-Claude Schmitt, »Und horde de revenants enrichit l'Église«, in *Vivre au Moyen Âge,* Paris, Tallandier 1998.

3. Körper und Manieren

1 Massimo Montanari, »Romains, Barbares, chrétiens: à l'aube de la culture alimentaire européennne«, in Jean-Louis Flandrin und Massimo Montanari (Hrsg.), *Histoire de l'alimentation,* Paris, Fayard 1996.
2 Jacques Le Goff, »Le Desert-forêt dans l'Occident médiéval«, in *Un autre Moyen Âge.*
3 Massimo Montanari, »Alimentation«, in Jacques Le Goff und Jean-Claude Schmitt, *Dictionnaire.*
4 Vgl. vor allem Jean-Louis Flandrin, *Chronique de Platine. Pour une gastronomie historique,* Paris, Odile Jacob 1992; ders. und Jane Cobbi (Hrsg.), *Tables d'hier, table d'ailleurs,* Paris, Odile Jacob 1999.
5 Vgl. v. a. Bruno Laurioux, *Manger au Moyen Âge,* Paris, Hachette Littératures 2002.
6 Ebd.
7 Vgl. auch Umberto Eco, *Art et beauté dans l'esthétique médiévale,* Paris, Grasset 1997.
8 Vgl. Jacques le Goff, »Le rituel symbolique«, in *Pour un autre Moyen Âge.* Ders., Eric Palazzo, Jean-Claude Bonne und Marie-

Noël Colette, *Le Sacre royal à l'époque de Saint Louis,* Paris, Gallimard 2001.

9 Jean-Claude Schmitt, *La Raison des gestes dans l'Occident médiéval,* Paris, Gallimard 1990.

10 Claude-Claire Kappler, *Monstres, démons et merveilles à la fin du Moyen Âge,* Paris, Payot 1980.

11 Jacques Le Goff, »Melusine maternelle et défricheuse«, in Pour un autre Moyen Âge, Paris, Gallimard 1977.

12 Norbert Elias und Eric Dunning, *Quest for Excitement. Sport and Leisure in the Civilizing Process,* Paris, Fayard 1994.

13 Georges Duby, *Le Dimanche de Bouvines,* Paris, Gallimard 1973, wiederabgedr. in *Féodalité,* Paris Gallimard, Koll. »Quarto« 1996.

14 Bernard Merdrignac, *Le Sport au Moyen Âge,* Rennes, Presses universitaires de Rennes 2002.

4. Die Körpermetapher in Politik und Staatstheorie

1 Vgl. zum Thema die ausgezeichnete, wegweisende Studie von Marie-Christine Pouchelle, *Corps et chirurgie* (wie Kap. 2, Anm. 26); ganz allgemein über die Körpermetaphern vgl. Judith Schlanger, *Les Métaphores de l'organisme,* Paris, Vrin 1971.

2 Jean-Claude Schmitt, *Le Corps, les rites* (wie Kap. 1, Anm. 39).

3 Le Goff, *Un autre Moyen Âge.*

4 *Le Cœur mangé. Récits érotiques et courtois des XIIe et XIIIe siècles,* mod. Frz., Paris, Stock 1979.

5 Marie-Thérèse Gousset, Daniel Poirion, Franz Unterkircher, *Le Cœur d'amour épris,* Paris, Philippe Lebaud 1981. »Le ›cuer‹ au Moyen Âge (réalité et signifiance)«, Aix-en-Provence, Cuerma, *Sénéfiance* Nr. 30, 1991.

6 Louis Réau, *Iconographie de l'art chrétien,* Bd. II, 2, Paris, PUF 1957.

7 Karl Richstätter, *Die Herz-Jesu-Verehrung des deutschen Mittelalters,* München 1919. Pierre Dubongnie, »Commencement et recommencement de la dévotion au Cœur de Jésus«, in *Études carmé-*

litaines, 29, 1950. André Godin, *Spiritualité franciscaine en Flandre au XVIe siècle, l'Homéliaire de Jean Vitrier,* Genf, Droz 1971. Gérald Chaix, »La place et la fonction du cœur chez le chartreux Jean Lansperge«, in Jean-Claude Margolin (Hrsg.), *Acta conventus neo-latini Turonensis,* Paris, Vrin 1980.

8 Dem redigierten Text Joinvilles in seiner *Vie de Saint Louis* ist »Enseignements de Saint Louisà son fils et sa fille« in der Originalfassung bei J. J. O'Connell, *The Teachings of Saint Louis, a critical text,* Chapel Hill 1972, vorzuziehen; mod. frz. David O'Connell, *Les Propos de Saint Louis* (Vorwort J. Le Goff), Paris Gallimard 1974.

9 Paul-Henri Stahl, *Histoire de la décapitation,* Paris, PUF 1986.

10 Xavier-Léon Dufour, *Dictionnaire du Nouveau Testament,* Paris, Seuil 1975.

11 Ebd.

12 Henri de Lubac, *Corpus mysticum. L'Eucharistie et l'Église au Moyen Âge,* Paris 1944. Miri Rubin, *Corpus Christi. The Eucharist in Late Medieval Culture,* Cambridge, Cambridge University Press 1991. Yves Congar, *L'Ecclésiologie du haut Moyen Âge,* Paris, Cerf 1968. *L'Église de saint Augustin à l'époque moderne,* Paris, Seuil 1970.

13 Zum Beispiel der 3. Kanon des Konzils von Paris im Jahr 829: *Quod ejusdem ecclesiae corpus in duabus principaliter dividatur personis* (Daß der Körper der Kirche grundsätzlich in zwei Personen aufgeteilt ist), redigierter Text des Bischofs Jonas von Orléans und in seinem Traktat *De institutione regia* wieder aufgenommen – einer der ältesten politischen Traktate, »Fürstenspiegel« genannt. Vgl. Congar (wie Anm. 12).

14 Zum Drei-Stände-Schema im Mittelalter, das Georges Dumézil als indoeuropäisches Erbe identifiziert hat, vgl. v. a. Georges Duby, *Les Trois Ordres ou l'Imaginaire du féodalisme,* Paris, Gallimard 1978[7]; Jacques Le Goff, »Les trois fonctions indo-européennes, l'historien et l'Europe féodale«, in *Annales E. S. C.* 1979, und Dominique Iogna-Prat, »Le ›baptême‹ du schéma des trois ordres fonctionnels. L'apport de l'école d'Auxerre dans la

seconde moitié du IXe siècle«, in *Annales E. S. C. 1986*. Die drei Funktionen sind, schematisch gesehen, das Sakrale, der Krieg und die Arbeit. Sie werden von den Betenden *(oratores)*, den Kämpfenden *(bellatores)* und den Arbeitenden *(laboratores)* ausgefüllt. Bei jeder der drei Funktionen ist der Körper miteinbezogen.

15 Humbert de Moyenmoutier, Kardinal de Silva Candida, *Adversus Simoniacos* (PL, 143, Monumenta Germaniae Historica. Libelli de lite, I). Frz. von André Vauchez, »Les Laïcs dans l'Église à l'époque féodale«, in *Notre histoire*, 32, 1987, auch in *Les Laïcs au Moyen Âge*, Paris, Cerf 1987.

16 Victor Martin, *Les origines du gallicanisme*, Bd. 1, Paris, Bloud et Gay, 2 Bde. 1939.

17 Isidor von Sevilla, *Etymologiae*, XI, 25, PL 82, col. 400.

18 Ebd. XI, 118, PL 82, col. 411.

19 Marie-Christine Pouchelle (wie Kap. 2, Anm. 26).

20 Jean Barbey, *La Fonction royale, essence et légitimité d'après les* Tractatus *de Jean de Terrevermeille*, Paris Nouvelles éditions latines 1983.

21 Hier unter anderen die grundlegenden Arbeiten von Paul Veyne und Michel Foucault zur Antike; Aline Rousselle, *Porneia. De la maîtrise du corps à la privation sensorielle. IIe–IVe siècles de l'ère chrétiennne*, Paris, PUF 1983; Danielle Jacquart und Claude Thomasset zum Mittelalter: *Sexualité et savoir médical au Moyen Âge*, Paris, PUF 1985; zu einer philosophischen Legitimation des Körpers als Mittel, den Ursprung des Staates zu denken, vgl. José Gil, *Métamorphoses du corps, Paris, La Différence* 1985. Zum Erfolg der Astrologie und deren Verwendung in der Politik im 14. Jahrhundert vgl. Maxime Préaud, *Les Astrologues à la fin du Moyen Âge*, Paris, J.-C. Lattès 1984.

22 Diese Konzeption hat insbesondere Yves Barel behandelt: *La Ville médiévale. Système social, système urbain*, Grenoble, Presses universitaires de Grenoble 1975.

23 Der Begriff Korporation stammt aus dem Englischen und hat sich in Frankreich erst in der Moderne eingebürgert.

Schluß: Eine Geschichte in langsamen Rhythmen

1 Der Zisterzienserabt Burchard de Bellevaux in der Freigrafschaft Burgund schrieb um 1160 eine »Eloge auf die Bärte«, hrsg. v. R. B. C. Huygens, *Apologia de barbis. Corpus christianorum. Continuatio medievalis LXII,* Turnhout, Brepols 1985; Einleitung Gilles Constable.

2 Zum Auge und zum Gesichtssinn im Mittelalter Michael Baxandall, *L'Œil du Quattrocento. L'usage de la peinture dans l'Italie de la Renaissance* (1972), Paris, Gallimard 1999; Roland Recht, *Le Croire et le Voir. L'art des cathédrales (XIIe–Xve siècles),* Paris, Gallimard 1999.

3 Zitate von Villon nach *Villon, poésies,* Paris, Flammarion GF 1992. *Das kleine und das große Testament,* Stuttgart, Reclam 1989.

4 Ebd., Einführung von Jean Dufournet.

Literatur

Agrimi, Jole und Crisciami, Chiara, *Medicina del corpo e medicina dell'anima*, Mailand 1978.

Agrimi, Jole und Crisciami, Chiara, *Malato, medico e medicina nel medioevo*, Turin 1980.

Ariès, Philippe, *Essais sur l'histoire de la mort en Occident du Moyen Âge à nos jours*, Paris, Seuil 1975.

Ariès, Philippe, *L'Homme devant la mort*, Paris, Seuil 1977.

Ariès, Philippe und Begin, André, *Sexualité occidentale*, Paris, Seuil 1994.

Ariès, Philippe und Duby, Georges (Hrsg.), *Histoire de la vie privée*, 5 Bde., Paris, Seuil 185, insbes. Bd. II: *De l'Europe féodale à la Renaissance*, Paris, Seuil, Koll. »Points«, 1999.

Bagliani, Agostino Paravicini, *Le Corps du Pape* (1994), Paris, Seuil 1997.

Bagliani, Agostino Paravicini, »The Corpse in the Middle Ages: the Problem of the Division of the Body«, in Linehan, Peter und Nelson, Janet L., *The Medieval World*, London/New York, Routledge 2003.

Bachtin, Michail, *L'Œuvre de François Rabelais et la culture populaire au Moyen Age et sous la Renaissance*, Paris, Gallimard 1970.

Baldwin, John W., *Les Langages de l'amour dans la France de Philippe Auguste* (1994), Paris 1997.

Barthes, Roland, *Michelet* (1954), in *Œuvres complètes*, hrsg. v. Éric Marty, Paris, Seuil 1993.

Baschet, Jérôme, *Les Justices de l'au-delà. Les Représentations de l'enfer en France et en Italie (XIIe–XVe siècle)*, Rom, École française de Rome 1993.

Baschet, Jérôme, *Le Sein du père. Abraham et la paternité dans l'Occident médiéval,* Paris, Gallimard 1985.
Baxandall, Michael, *L'Œil du Quattrocento. L'Usage de la peinture dans l'Italie de la Renaissance* (1972), Paris, Gallimard 1985.
Bériac, Françoise, *Histoire des lépreux au Moyen Âge, une société d'exclus,* Paris, Imago 1988.
Berlioz, Jacques, *Catastrophes et calamités au Moyen Âge,* Florenz, Edizioni del Galluzzo (coll. Micrologus Studies 1) 1998.
Biraben, Jean-Noël, *Les Hommes et la peste en France et dans les pays européens et méditerranéens,* 2 Bde., Paris/Den Haag, Mouton 1975/76.
Bloch, Marc, *Les Rois thaumaturges. Étude sur le caractère surnaturel attribué à la puissance royale particulièrement en France et en Angleterre* (1924), Paris, Armand Colin, 1961, Neuausg. mit einem Vorwort von Jacques Le Goff, Paris, Gallimard 1983.
Bloch, Marc, *La société féodale* (1939), Paris, Albin Michel 1994. *Die Feudalgesellschaft,* Stuttgart, Klett-Cotta 1999.
Bloch, Marc, *Apologie pour l'histoire* ou *Métier d'historien* (1949), Vorwort von Jacques Le Goff, Paris, Armand Colin 1993 und 1997. *Apologie der Geschichte oder Der Beruf des Historikers,* Stuttgart, Klett-Cotta 1992.
Boisseul, Daniel, *Le Thermalisme en Toscane à la fin du Moyen Âge. Les bains du territoire siennois du XIIIe au XIIe siècle.* Collection de l'École Française de Rome, Nr. 296, Rom 2002.
Boswell, John, *Christianisme, tolérance sociale et homosexualité. Les homosexuels en Europe occidentale du début de l'ère chrétienne au XIVe siècle* (1980), Paris, Gallimard 1095.
Boureau, Alain, *Le Simple Corps du roi,* Paris, Les Éditions de Paris 1988.
Braunstein, Philippe, »Dal bagno pubblico alla cura corporale privata: tracce per una storia sociale dell'intimo«, in *Ricerche storiche* 16-3, 1986.
Brown, Peter, *Le Culte des saints. Son essor et sa fonction dans la chrétienté latine* (1981), Paris, Gallimard 1984.
Brown, Peter, *Le Renoncement à la chair. Virginité, célibat et continence dans le christianisme primitif* (1988), Paris, Gallimard 1995.

Bruna, Denis, *Piercing. Sur les traces d'une infamie médiévale,* Paris, Textuel 2001.
Brundage, James, »Sin, Crime, and the Pleasures of the Flesh: the Medieval Church Judges Sexual Offences«, in Linehan, Peter und Nelson, Janet L., *The Medieval World,* London/New York, Routledge 2003.
Bynum, Caroline W., *Jeûnes et festins sacrés. Les femmes et la nourriture dans la spritualité médiévale* (1987), Paris, Le Cerf 1999.
Bynum, Caroline W., *Fragmentation and Redemption: Essays on Gender and the Human Body in Medieval Religion,* New York, Zone Books 1991.
Bynum, Caroline W., *The Resurrection of the Body in Western Christianity (200–1336),* New York, Columbia University Press 1999.
Camille, Michael, *Images dans les marges. Aux limites de l'art médiéval,* Paris, Gallimard 1997 (1992).
Camporesi, Piero, *La Chair impassible* (1983), Paris, Flammarion 1986.
Casagrande, Carla und Vecchio, Silvana (Hrsg.), *Anima e corpo nella cultura medievale* (Convegno di Venezia), Edizioni del Galluzzo 1999.
Corvisier, André, *Les danses macabres,* Paris, PUF 1998.
D'Alverny, Marie-Thérèse, »L'Homme comme symbole: le microcosme«, in *Simboli e simbologia nell'alto medioevo,* Spoleto 1976.
Dalarun, Jacques (Hrsg.), *Le Moyen Âge en lumière. Manuscrits enluminés des bibliothèques de France,* Paris, Fayard 2002.
De Baecque, Antoine, *Le Corps de l'histoire. Métaphore et politique (1770–1800),* Paris, Calmann-Lévy 1993.
De la Croix, Arnaud, *L'Érotisme au Moyen Âge,* Paris, Tallandier 1999.
Delumeau, Jean, *La Peur en Occident. XIVe–XVIIIe siècles,* Paris, Fayard 1978.
Delumeau, Jean, *Le Péché et la peur. La Culpabilisation en Occident. XIIIe–XVIIIe siècle,* Paris, Fayard 1983.
Delumeau, Jean und Roche, Daniel, *Histoire des pères et de la paternité,* Paris, Larousse 1990.
Delumeau, Jean, *Und Histoire du paradis,* Paris, Fayard 1992, Bd. 1: *Le Jardin des délices,* Bd. 2: *Mille ans de bonheur.*

Duby, Georges und Perrot, Michelle (Hrsg.), *Histoire des femmes en Occident,* 5 Bde., Paris, Plon 1990.

Duby, Georges, *Féodalité,* Paris, Gallimard 1996.

Duby, Georges, *L'Art et la société. Moyen Âge. XXe siècle,* Paris, Gallimard 2002.

Duby, Georges, *Qu'est-ce que la société féodale?* Paris, Flammarion 2002.

Duerr, Hans Peter, *Les Soins de beauté. Moyen Âge, début des temps modernes,* Nizza 1987.

Duerr, Hans Peter, *Nudité et pudeur. Le mythe du processus de civilisation,* Paris, EHESS 1998.

Duerr, Hans Peter, »Le Nu et le vêtu au Moyen Âge«, in *Sénéfiance* 47, Aix-en-Provence, CUERMA 2001.

Eco, Umberto, *Art et beauté dans l'esthétique médiévale,* Paris, Grasset 1997.

Elias, Norbert, *Über den Prozeß der Zivilisation,* Bd. 1: *Wandlungen des Verhaltens in den weltlichen Oberschichten des Abendlandes,* Frankfurt, Suhrkamp 1989; Bd. 2: *Wandlungen der Gesellschaft,* ebd.

Elias, Norbert, *Die höfische Gesellschaft,* ebd. 1969.

Elias, Norbert, *Die Einsamkeit der Sterbenden,* ebd. 1982.

Elias, Norbert und Dunning, Éric, *Sport et civilisation. La violence maîtrisée,* Paris, Fayard 1994.

Favret-Saada, Jeanne, *Corps pour corps. Enquête sur la sorcellerie dans le bocage* (mit José Contreras), Paris, Gallimard 1981.

Favret-Saada, Jeanne, *Les Mots, la mort, les sorts,* Paris, Gallimard 1977.

Feher, Michel, *Fragments for an History of the Human Body.* 3 Bde. New York, Urzone 1989; darin v. a. Caroline Bynum, »The Female Body and Religious Practice in the Later Middle Ages«; Françoise Héritier-Augé, »Semen and Blood: Some Ancient Theories Concerning their Genesis and Relationship«; Jacques Le Goff, »Head or Heart? The Political Use of Body Metaphors in the Middle Ages«; Jean-Claude Schmitt, »The Ethics of Gesture«.

Flandrin, Jean-Louis, *Le Sex et l'Occident. Évolution des attitudes et des comportements,* Paris, Seuil 1981.

Flandrin, Jean-Louis, *Un Temps pour embrasser. Aux origines de la morale sexuelle occidentale, VIe–XIe siècle,* Paris, Seuil 1983.

Flandrin, Jean-Louis, *Chronique de Platine. Pour une gastronomie historique,* Paris, Odile Jacob 1992.

Flandrin, Jean-Louis und Montanari, Massimo, *Histoire de l'alimentation,* Paris, Fayard 1996.

Flandrin, Jean-Louis und Cobbi, Jane (Hrsg.), *Tables d'hier, table d'ailleurs,* Paris, Odile Jacob 1999.

Foucault, Michel, *Histoire de la folie à l'âge classique,* Paris, Plon 1961.

Foucault, Michel, *Surveiller et punir,* Paris, Gallimard 1975.

Foucault, Michel, *Histoire de la sexualité,* Bd. 1: *La Volonté de savoir* (1976); Bd. 2: *L'Usage des plaisirs;* Bd. 3: *Le souci de soi,* Paris, Gallimard 1984.

Frugoni, Chiara, *Francesco e l'invenzione delle stimmate. Una storia per parole e immagini fino a Bonaventura e Giotto,* Turin, Einaudi 1993.

Fumagalli, Vito, *Solitudo Carnis. Vicende del corpo nel medioevo.* Bologna, Il Mulino 1990.

Gauvard, Claude, Libera, Alain de und Zink, Michel (Hrsg.), *Dictionnaire du Moyen Âge,* Paris, PUF 2002.

Gélis, Jacques und Redon, Odile, *Les Miracles, miroirs des corps,* Saint-Denis, Publications de l'Université de Paris VIII, 1983.

Gil, José, *Métamorphoses du corps,* Paris, La Différence 1985.

Godelier, Maurice und Panoff, Michel (Hrsg.), *La Production du corps. Approches anthropologiques et historiques,* Amsterdam, Éditions des archives contemporaines, 1998, v. a. »Le corps en chrétienté«.

Goodich, Michael E., *The Unmentionable Vice: Homosexuality in the later Medieval Period,* Santa Barbara, Dorset Press 1979.

Goody, Jack, *L'Évolution de la famille et du mariage en Europe* (1983), Paris, Armand Colin, 1985, Vorwort von Georges Duby.

Grmek, Mirko D. (Hrsg.), *Histoire de la pensée médicale en Occident,* Bd. 1: *Antiquité et Moyen Âge,* Paris, Seuil 1995.

Huizinga, Johan, *L'Automne du Moyen Âge,* Paris, Payot 1980; auch »Petite bibliothèque Payot 2002. *Herbst des Mittelalters,* Stuttgart, Kröner 1961.

Imbault-Huart, Marie-José, *La Médecine au Moyen Âge à travers les manuscrits de la Bibliothèque nationale,* Paris, Éditions de la Porte verte/Bibliothèque nationale 1983.

Imbert, Jean, *les Hôpitaux en droit canonique,* Paris, Vrin 1947.

Jacquart, Danielle und Nicoud, Marilyn, »Les réformes de santé au XIIIe siècle«, in Guichard, Pierre und Alexandre-Bidon, Danielle (Hrsg.), *Comprendre le XIIIe siècle. Études offertes à Marie-Thérèse Lorcin,* Lyon, Presses Universitaires de Lyon 1995.

Jacquart, Danielle und Micheau, François, *La Médecine arabe et l'Occident médiéval,* Paris, Maisonneuve et Larose 1996.

Jacquart, Danielle und Thomasset, Claude, *Sexualité et savoir médical au Moyen Âge,* Paris, PUF 1985.

Jones, Ernest, Der Alptraum in seiner Beziehung zu gewissen Formen des mittelalterlichen Aberglaubens. *Schriften zur Angewandten Seelenkunde,* H. 14, 1912.

Jordan, Marc D., *The Invention of Sodomy in Christian Theology,* Chicago, University of Chicago Press 1997.

Kantorowicz, Ernst H. *Die zwei Körper des Königs,* Stuttgart, Klett-Cotta 1992.

Kappler, Claude-Claire, *Monstres, démons et merveilles à la fin du Moyen Âge,* Paris, Payot 1999.

Karras, Ruth Mazo, »Sexuality in the Middle Ages«, in Linehan, Peter und Nelson, Janet L., *The Medieval World,* London/New York, Routledge 2003.

Laqueur, Thomas, *La Fabrique du sexe. Essai sur le corps et le genre en Occident,* Paris, Gallimard 1992.

Laurioux, Bruno, *Manger au Moyen Âge,* Paris, Hachette Littératures 2002.

Le Breton, David, *Anthropologie du corps et modernité,* Paris, PUF 1990.

Le Goff, Jacques, *Les Intellectuels au Moyen Âge,* Paris, Seuil 1957, 1985. *Die Intellektuellen im Mittelalter,* Stuttgart, Klett-Cotta, 4. Aufl. 2001.

Le Goff, Jacques, *La Naissance du purgatoire,* Paris, Gallimard 1981, 1991. *Die Geburt des Fegefeuers,* Stuttgart, Klett-Cotta 1984.

Le Goff, Jacques, »Corps et idéologie dans l'Occident médiéval« und »Le refus du plaisir«, wieder abgedr. in *L'Imaginaire médiéval,* Paris, Gallimard 1985.

Le Goff, Jacques (Hrsg.), *L'Homme médiéval,* Paris, Seuil 1989, Neuausg. 1994.

Le Goff, Jacques, *Saint Louis,* Paris, Gallimard, Koll. »Bibliothèque des histoires« 1996. *Ludwig der Heilige,* Stuttgart, Klett-Cotta 2000.

Le Goff, Jacques, *Saint François d'Assise,* Paris, Gallimard, Koll. »Bibliothèque des histoires« 1999. *Franz von Assisi,* Stuttgart, Klett-Cotta 2006.

Le Goff, Jacques, *Un autre Moyen Âge,* Paris, Gallimard, Koll. »Quarto« 1999.

Le Goff, Jacques und Schmitt, Jean-Claude (Hrsg.), *Dictionnaire raisonné de l'Occident médiéval,* Paris, Fayard 1999.

Le Goff, Jacques, *Un Moyen Âge en images,* Paris, Hazan 2000. *Das Mittelalter in Bildern,* Stuttgart, Klett-Cotta 2001.

Le Goff, Jacques, Palazzo, Éric, Bonne, Jean-Claude und Colette, Marie-Noëlle, *Le Sacre royal à l'époque de Saint Louis,* Paris, Gallimard 2001.

Le Roy Ladurie, Emmanuel, *Montaillou, village occitan de 1294 à 1324,* Paris, Gallimard 1975 und 1982.

Le Roy Ladurie, Emmanuel, *Le Carnaval de Romans,* Paris, Gallimard 1979. *Karneval in Romans,* Stuttgart, Klett-Cotta 1987.

Lett, Didier, *L'Enfant des miracles. Enfance et société au Moyen Âge (XIIe–XIIIe siècles),* Paris, Aubier 1997.

Lewis, Andrew W., *Le Sang royal: la famille capétienne et l'État, France Xe–XIVe siècles* (1981), frz. Paris, Gallimard 1986.

Lorcin, Marie-Thérèse, »Le Corps et ses raisons dans les fabliaux. Corps masculin, corps féminin, corps de vilain«, in *Le Moyen Âge* 34, 1984.

Lubac, Henri de, *Corpus mysticum. L'eucharistie et l'Eglise au Moyen Âge,* Paris, Aubier 1944.

Martin, Hervé, »Le corps«, in *Mentalités médiévales II. Représentations collectives du Xie et Xve siècle,* Paris, PUF 2001, und v.a. »Les mentalités au négatif (XIIe–Xve siècle)«, in ebd. I, Paris, PUF 1996.

Mauss, Marcel, »Les techniques du corps« (1934), *Journal de psychologie* XXXII, 3–4 (1936), in *Sociologie et anthropologie,* Paris, PUF 1950, Neuausg. Koll. »Quadrige« 2001.
Mehl, Jean-Michel, *Les Jeux au royaume de France du XIIIe au début du XVIe siècle,* Paris, Fayard 1990.
Merdrignac, Bernard, *Le Sport au Moyen Âge,* Presses Universitaires de Rennes 2002.
Michelet, Jules, *Œuvres complètes,* hrsg. v. Paul Viallaneix, Paris, Flammarion 1971.
Minois, Georges, *Histoire de la vieillesse. De l'Antiquité à la Renaissance,* Paris, Fayard 1987.
Montanari, Massimo, Artikel »Alimentation« in Le Goff, Jacques und Schmitt, Jean-Claude, *Dictionnaire raisonné de l'Occident médiéval,* Paris, Fayard 1999.
Montanari, Massimo, *La Faim et l'abondance. Histoire de l'alimentation en Europe,* Paris, Seuil 1995.
Morreall, John, *Taking Laughter Seriously,* Albany, State University of New York 1983.
Muchembled, Robert, *Une Histoire du diable (XIIe–XXe siècle),* Paris, Seuil 2000.
Nagy, Piroska, *Le Don des larmes au Moyen Âge,* Paris, Albin Michel 2000.
Nelli, René, *L'Érotique des troubadours,* Toulouse, Privatdruck 1984, 1. Aufl. 1963.
Opsomer, Carmélia, *L'Art de vivre en santé. Images et recettes du Moyen Âge,* o. O., Éditions du Perron 1991.
Panofsky, Erwin, »Gotische Architektur und Scholastik«, 1947.
Paul, Jean-Jacques, »Sur quelques textes concernant le son et l'audition«, in *Du Monde et des hommes. Essais sur la perception médiévale,* Publications de l'Université de Provence 2003.
Payer, Pierre J., *Sex and the Penitentials: the development of a sexual code, 550–1150,* Toronto, University of Toronto Press 1993.
Piponnier, Françoise und Mane, Perrine, *Se Vêtir au Moyen Âge,* Paris, Adam Biro 1995.

Piponnier, Françoise, Artikel »Costume« in Gauvard, Claude, Libera, Alain de und Zink, Michel, *Dictionnaire du Moyen Âge*, Paris, PUF 2002.

Poly, Jean-Pierre, *Le Chemin des amours barbares. Genèse médiévale de la sexualité européenne*, Paris, Perrin 2003.

Pouchelle, Marie-Christine, *Corps et chirurgie à l'apogée du Moyen Âge. Savoir et imaginaire du corps chez Henri de Mondeville, chirurgien de Philippe Le Bel*, Paris, Flammarion 1983.

Ramòn, Pedro Pitarch, Baschet, Jérôme und Ruz, Mario Humberto, *Encuentros de almas y cuerpos, entre Europa medieval y mundo mesoamericano*, Universidad Autonoma de Chiapas 1999.

Recht, Roland, *Le Croire et le voir. L'Art des cathédrales (XIIe–XVe siècle)*, Paris, Gallimard 1999.

Revel, Jacques und Peter, Jean-Pierre, »Le corps. L'homme malade et son histoire«, in *Faire de l'histoire III*, hrsg. v. Jacques Le Goff und Pierre Nora, *Nouveaux objets*, Paris, Gallimard 1974.

Ribémont, Bernard (Hrsg.), *Le Corps et ses énigmes au Moyen Âge*, Caen, Paradigme 1993.

Rossiaud, Jacques, *La Prostitution médiévale*, Neuausg. Paris, Flammarion 1990.

Rousselle, Aline, *Porneai. De la maîtrise du corps à la privation sensorielle. IIe–Ve siècles de l'ère chrétienne*, Paris, PUF 1983.

Roy, Bruno (Hrsg.), *L'Érotisme au Moyen Âge*, Montreal, Éditions de l'Aurore 1977.

Schlanger, Judith, *Les Métaphores de l'organisme*, Paris, Vrin 1971.

Schmitt, Jean-Claude, *La raison des gestes dans l'Occident médiéval*, Paris, Gallimard 1990. *Die Logik der Gesten im europäischen Mittelalter*, Stuttgart, Klett-Cotta 1992.

Schmitt, Jean-Claude, *Les revenants. Les Vivants et les morts dans la société médiévale*, Paris, Gallimard 1994. *Die Wiederkehr der Toten*, Stuttgart, Klett-Cotta 1995.

Schmitt, Jean-Claude, Artikel »Corps et âme« in Le Goff, Jacques und Schmitt, Jean-Claude, *Dictionnaire raisonné de l'Occident médiéval*, Paris, Fayard 1999.

Schmitt, Jean-Claude, *Le Corps, les rêves, le temps,* Paris, Gallimard 2001.
Schmitt, Jean-Claude, *La Conversion d'Hermann le Juif. Autobiographie, histoire et fiction,* Paris, Seuil 2003.
Sennett, Richard, *La chair et la pierre: le corps et la ville dans la civilisation occidentale,* Paris, Les Éditions de la Passion 2002 (engl. Orig. 2001).
Sirasi, Nancy G., *Medieval and Early Renaissance Medicine, an Introduction to Knowledge and Practice,* Chicago, The University of Chicago Press 1990.
Solère, Jean-Luc, Artikel »Corporéité«, in Claude Gauvard, Alain de Libera, Michel Zink, *Dictionnaire du Moyen Âge,* Paris, PUF 2002.
Spinoza, Baruch, *Ethik,* Stuttgart, Kröner.
Spinoza, Baruch, Tractatus theologico-politicus, ebd.
Stahl, Paul-Henri, *Histoire de la décapitation,* Paris, PUF 1986.
Touati, François-Olivier und Bériou, Nicole, *»Voluntate dei leprosus«. Les Lépreux entre exclusion et conversion aux XIIe et XIIIe siècles,* Spoleto 1991.
Touati, François-Olivier, *Maladie et société au Moyen Âge. La lèpre, les lépreux et les léproseries dans la province ecclésiastique de Sens jusqu'au milieu du XIVe siècle,* Brüssel, De Boeck Université 1998.
Vaneigem, Raoul, *La Résistance au christianisme,* Paris, Fayard 1993.
Vaneigem, Raoul, *Les Hérésies,* Paris, PUF 1994 und 1997.
Vauchez, André (Hrsg.), *Dictionnaire encyclopédique du Moyen Âge,* Paris, Cerf 1997.
Veyne, Paul, »La famille et l'amour sous le Haut-Empire romain«, in *Annales E. S. C.,* Paris 1978.
Veyne, Paul, *La Société romaine,* Paris, Seuil 1991.
Vigarello, Georges, *Le Propre et le sale. L'hygiène du corps depuis le Moyen Âge,* Paris, Seuil 1985.
Vigarello, Georges, *Le Sain et le malsain. Santé et mieux être depuis le Moyen Âge,* Paris, Seuil 1993.
Villon, François, *Das kleine und das große Testament,* Stuttgart, Reclam 1989.
Vovelle, Michel, *La Mort en Occident de 1300 à nos jours,* Paris, Gallimard 1983.

Artikel und Werke ohne Verfasser oder Sammelwerke

La Peau humaine II. Théories, symboles, images (Colloque Lausanne-Genève 2002), im Druck.

Le Bain: espaces et pratiques, Sondernr. von *Médiévales,* 43, Herbst 2002.

Le Chevalier nu; contes de l'Allemagne médiévale, frz. Ausg. von *Der nackte Ritter Micrologus.*

Bd. 1, *I discorsi dei corpi. Discourses of the Body,* 1993.

Bd. 5 und 6, *La Visione e lo sguardo nel Medio Evo. View and Vision in the Middle Ages,* 2 Bde. 1997–1998.

Bd. 7, *Il cadavere. The Corpse,* 1999.

Bd. 10, *I cinque sensi. The five senses,* 2002.

Bd. 11, *Il cuore. The heart,* 2003.

Vivre au Moyen Âge (Sammelwerk), Tallandier, Paris 1998.

Senefiance 19, *Vieillesse et vieillissement au Moyen Âge,* Veröff. von C.U.E.R.M.A., Aix-en-Provence 1987.

Senefiance 30, *Le »cuer« au Moyen Âge,* ebd. 1991.

Senefiance 41, *Le Geste et les gestes au Moyen Âge,* ebd. 1998.

Senefiance 43, *Le Beau et le laid au Moyen Âge,* ebd. 2000.

Senefiance 47, *Le Nu et le vêtu au Moyen Âge,* ebd. 2001.

Nützlich zu lesen und darüber nachzudenken sind die Arbeiten, die zwei Anthropologen der zeitgenössischen ozeanischen Gesellschaften angeregt und veröffentlicht haben: Godelier, Maurice und Panoff, Michel, *Le corps humain, supplicié, possédé, cannibalisé,* Amsterdam, Éditions des Archives contemporaines, 1998; und vor allem *La production du corps,* Amsterdam, Éditions des Archives contemporaines, 1998, darin der Artikel von Jean-Claude Schmitt, »Le Corps en chrétienté«, außerdem von Christiane Klapisch-Zuber, »Le Corps de la parenté«.

Bildnachweis

akg-images: Abb. 9.

akg-images/Erich Lessing: Abb. 1, 6.

akg-images/British Library: Abb. 3, 5, 10.

akg-images/Tristan Lafranchis: Abb. 2.

aus: »Pest. Die Geschichte eines Menschheitstraumas«, hg. v. Mischa Meier, Stuttgart 2005: Abb. 4.

Zentralinstitut für Kunstgeschichte. München, J. Limmer, Nr. 5204; vgl. »Das Lachen im Mittelalter« v. Jacques Le Goff, Stuttgart 2004: Abb. 7, 8.

Personenregister